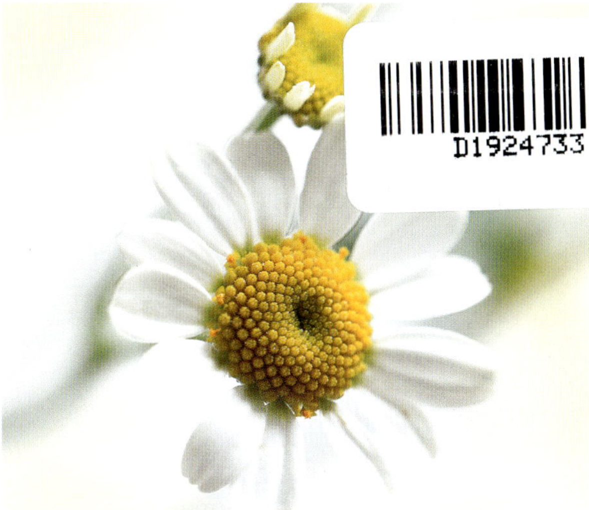

GU RATGEBER GESUNDHEIT

DR. MED. MARKUS WIESENAUER
ANNETTE KERCHKOFF

Homöopathie für die Seele

- Angst, Burnout, depressive Verstimmungen
- Wirkungsvolle Selbsthilfe für die Psyche
- Einfach anzuwenden, ohne Nebenwirkungen

G|U

Inhalt

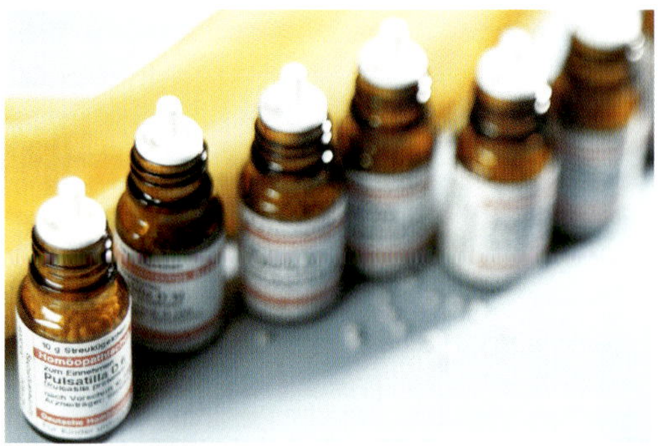

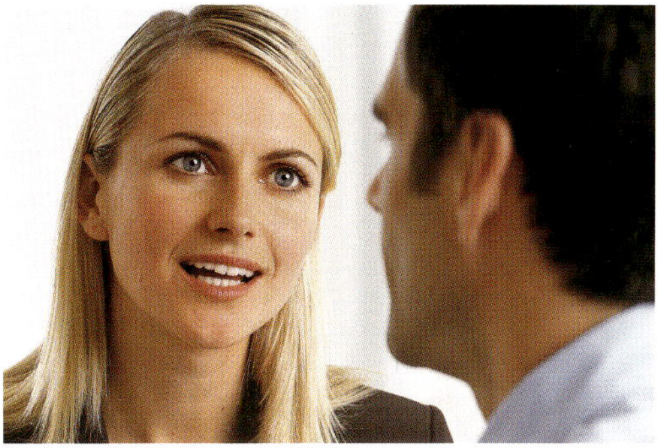

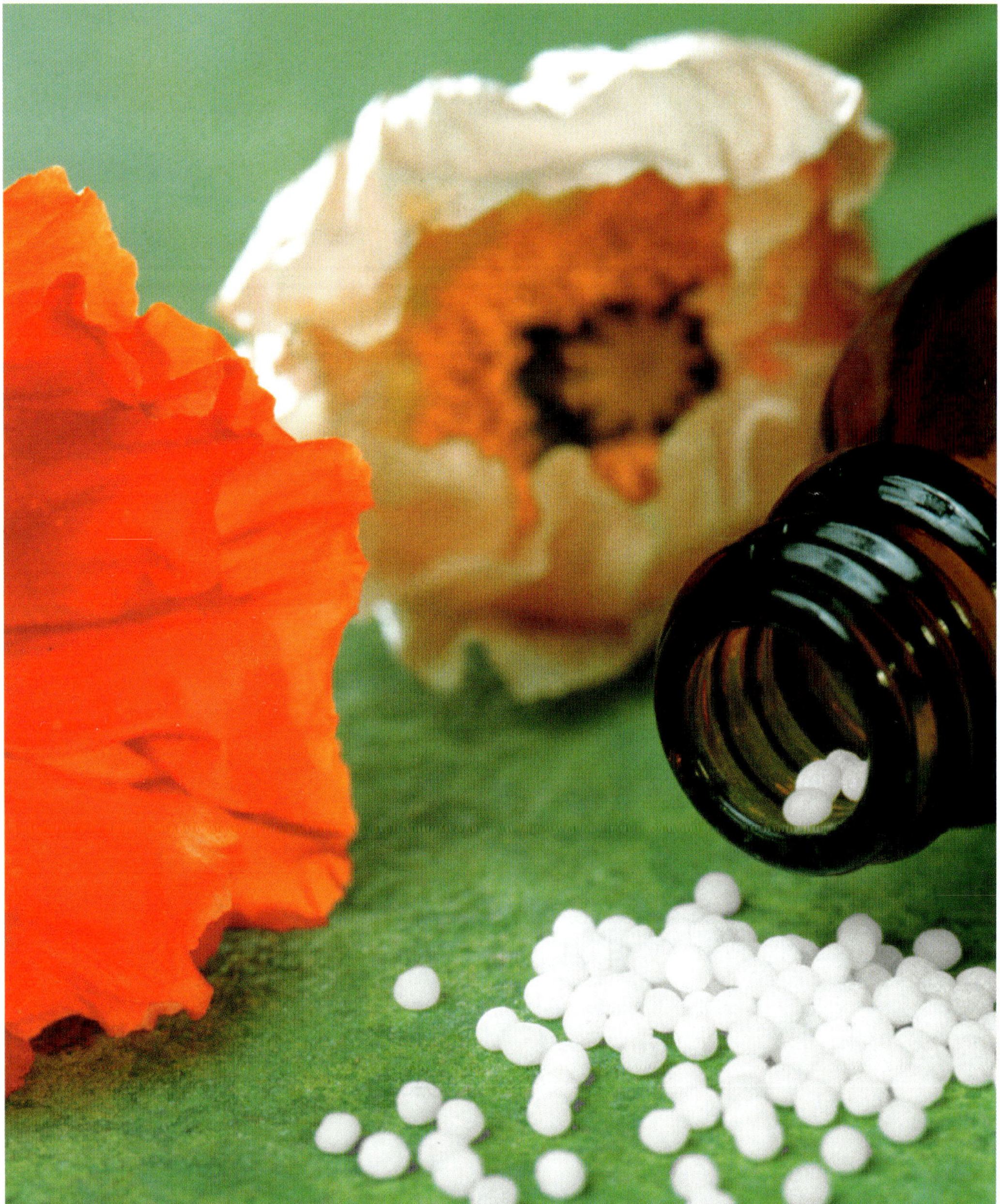

Ein Wort zuvor

Immer häufiger, immer deutlicher wird in den letzten Jahren in der ärztlichen Sprechstunde über seelische Belastungen geklagt. Der ständige Stress zehrt an den Nerven. Von vielen Menschen fordert die Bewältigung des ganz normalen Alltags einen hohen persönlichen Einsatz – ob es sich um den von Arbeitslosigkeit bedrohten Angestellten handelt, den rund um die Uhr tätigen Manager oder die allein erziehende Mutter … Überlastung und ständige Hetze gehören für uns schon fast dazu. Mangelnde Bewegung, hastig hinuntergeschlungenes Fast Food ebenso wie schlechte Luft tun ein Übriges, die Nerven weiter blank zu legen. Und auch das Zusammenleben ist schwieriger geworden, mit der Folge, dass nicht jeder privat die Ruhe und Erholung findet, die er sich wünscht und die er braucht.

Wer besonders sensibel ist, dem wird bei diesem kräftezehrenden Alltag verständlicherweise schnell alles zu viel, was nicht ohne Folgen bleibt: Anspannung und Streit schlagen nicht nur auf die Stimmung, sondern auch auf den Magen. Die Sorgen rauben den Schlaf, die ständige Überlastung geht an die Nieren.

In all diesen Fällen ist die Homöopathie eine sanfte, nebenwirkungsfreie Heilmethode, die mit individuell abgestimmten Arzneimitteln die Selbstheilungskräfte anregt. Wie ein schützender, weicher Mantel vermag das richtig gewählte Medikament unser strapaziertes Nervenkostüm einzuhüllen und uns dafür zu wappnen, die unvermeidlichen täglichen Anstrengungen besser wegzustecken.

In der Hand eines professionellen, erfahrenen Behandlers beeinflusst diese Heilmethode selbst schwere psychische Erkrankungen positiv. Als Selbsthilfemaßnahme für leichte Beschwerden bietet sie aber auch dem Laien die Möglichkeit, etwas ruhiger durch die Stromschnellen des Lebens zu steuern und damit nicht nur die Gesundheit zu stärken, sondern auch mehr Lebensfreude zu gewinnen!

Das wünschen Ihnen mit Hilfe der Homöopathie

Annette Kerckhoff
Dr. med. Markus Wiesenauer

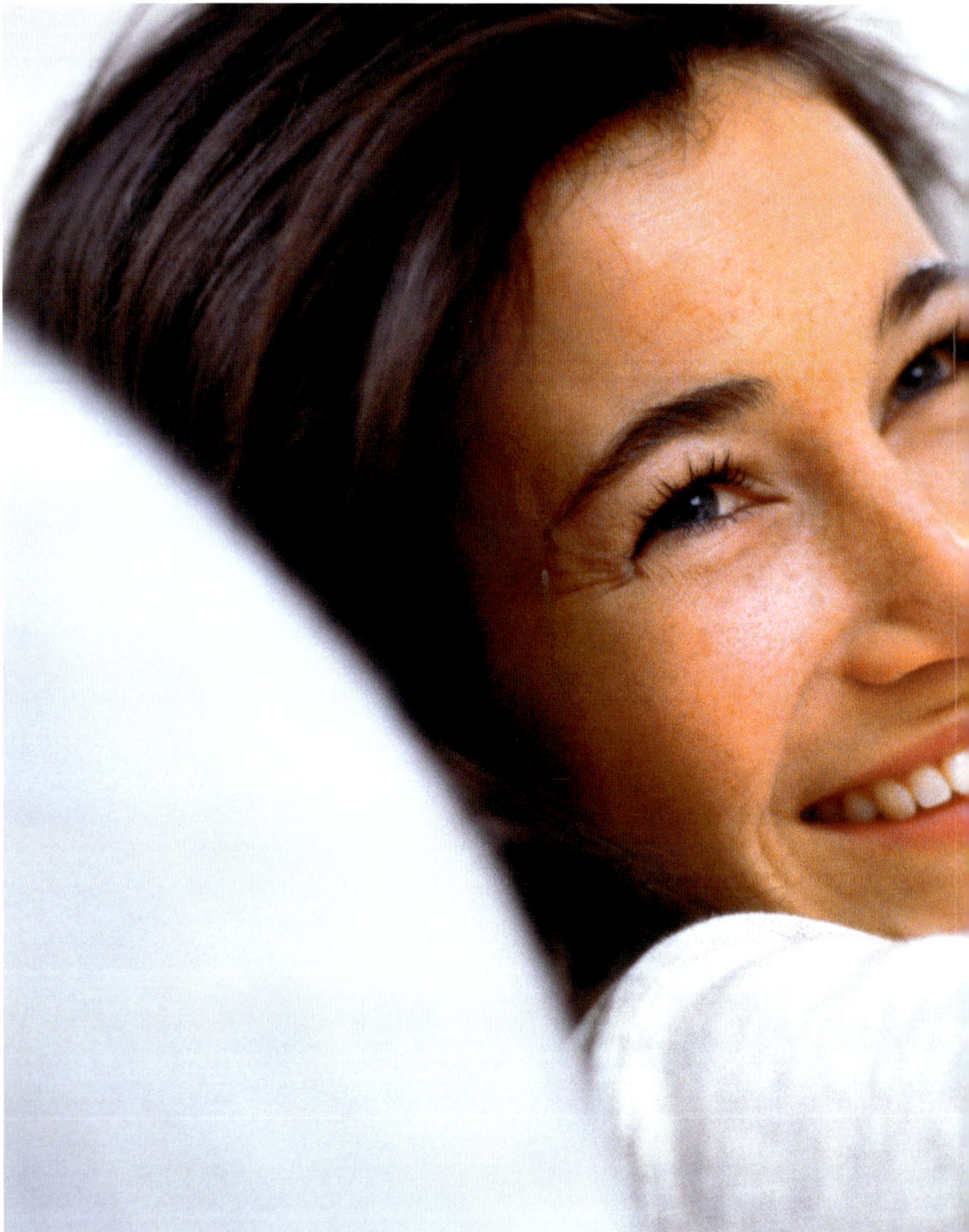

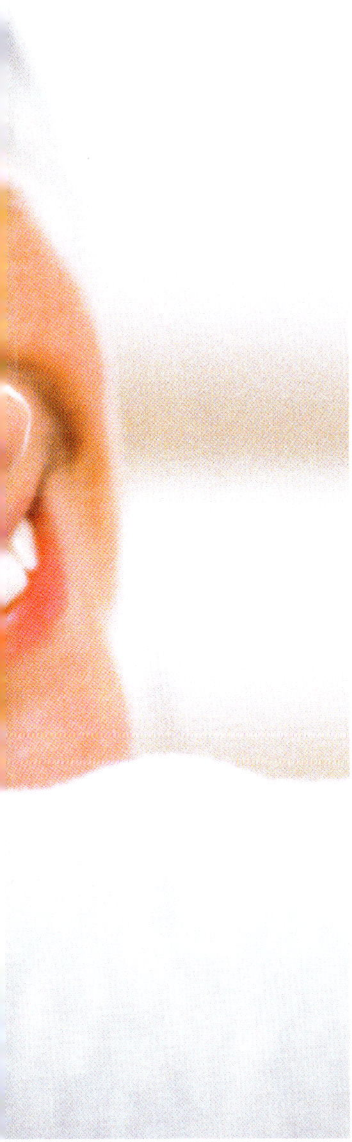

Gerät die Seele aus der Balance

Immer gut drauf, voller Lebenslust und Tatendrang? Schön wär's! Den wenigsten geht es so. Kurze psychische »Durchhänger« sind ganz normal, denn auch die Seele muss regenerieren. Doch allzu oft gönnen wir uns diese Auszeit nicht, und das hat Folgen:
Die Seele streikt. Wir hängen durch, jede Aktivität kostet unendliche Kraft. Manchmal schlägt sich der »Blues« sogar körperlich nieder, in Rückenschmerzen, Asthma, Schlafproblemen ...
Hier kann die Homöopathie, die als Therapiemethode den Menschen in seiner Gesamtheit sieht, helfen. Sie harmonisiert die Psyche und stellt so das seelische und körperliche Gleichgewicht auf natürliche Weise wieder her!

Wenn die Seele streikt ...

Von Plakatwänden und Titelbildern, im Fernsehen und in Werbeschriften lachen sie uns entgegen: strahlend schöne, junge oder erstaunlich jung gebliebene Menschen, die – am besten gleichzeitig – arbeiten, shoppen, sporteln, feiern. Stets unternehmungslustig, fit und leistungsfähig bewältigen sie problemlos jeden Stress und sind dabei immer gut drauf. Abgeschlafft? Erledigt? Gibt's nicht! Niedergeschlagen, verzagt und mutlos? Kommt nicht infrage!

Wer wird denn da Trübsal blasen?

Glücksmomente sollten bewusst ausgekostet werden.

Obwohl wir im Wohlstand leben, es den meisten von uns an nichts mangelt und wir es uns »so richtig gut gehen lassen« könnten, sieht die Realität anders aus. Trübsal blasen viele – ganz im Gegensatz zu dem Bild, dass uns die Werbung vorgaukelt. Fast jeder Fünfte klagt in der ärztlichen Sprechstunde über Niedergeschlagenheit, Mutlosigkeit und Antriebsschwäche. Dabei sind Frauen dreimal häufiger von diesen Symptomen betroffen als Männer. Und 10 bis 15 Prozent der Deutschen leiden an Angstzuständen. Dass diese Gefühle in der Medizin als »Depression« bezeichnet und vielleicht sogar medikamentös behandelt werden, macht nachdenklich.

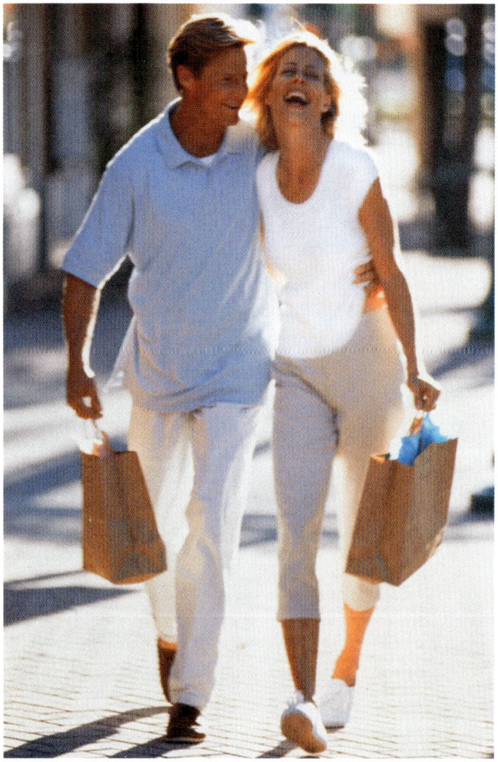

Offenbar passen Traurigkeit, Angst, Verzweiflung und Sehnsucht nicht in unser modernes Bild von uns selbst.

Kein Platz für Gefühle

Sind wir also tatsächlich krank, wenn uns der Weltschmerz oder die Hoffnungslosigkeit überkommt? Sind wir dann nicht mehr »normal«? – Keinesfalls!

Unterdrückte Gefühle

Vielmehr leben wir in einer Zeit, in der Gefühle wie Trauer oder Angst allzu oft verbannt werden. Hinzu kommt, dass Stress und Hektik unseren Alltag bestimmen. Da bleibt wenig Zeit für Muße und »Leerlauf«, den die Seele so dringend zum Entspannen und zur Erholung braucht.

Andere Sichtweise in der Medizin

Unser Verständnis von »psychischen Störungen«, von Gesundheit und Krankheit, ist relativ jung. Bis vor drei, vier Jahrhunderten, als unter dem Einfluss der Aufklärung wissenschaftliche Medizin und empirische Forschung an Boden gewannen, herrschte in der Heilkunde ein ganz anderes Bild vom Menschen. Auch psychische Verstimmungen wurden damals ganz anders erklärt und bewertet. Bevor wir jedoch historisch zurückblicken, ist es wichtig zu klären, worum es in diesem Ratgeber geht – damit erst gar keine Missverständnisse aufkommen.

Auf den Grad kommt es an!

Zwischen einer leichten seelischen Verstimmung, die durchaus zum Leben dazugehört, und einer tatsächlichen seelischen Erkrankung liegen viele graduelle Abstufungen.

Regeneration für die Seele

Nicht jeder, der eine Zeit lang unter Niedergeschlagenheit leidet, ist deshalb gleich depressiv. Wer zum Beispiel einen schweren Verlust oder eine massive Veränderung erlebt hat, dessen Psyche benötigt Zeit für die Verarbeitung des Geschehenen beziehungsweise für die Umstellung. Auch hormonelle Veränderungen – etwa während der Schwangerschaft oder in den Wechseljahren – gehen häufig mit Stimmungsschwankungen einher. Doch deshalb ist man nicht gleich psychisch krank. Auch Angst kann berechtigt sein, denn dieses Gefühl ist ein Schutzmechanismus des Organismus, und in gewissen Maßen kann es als Alarmzeichen durchaus gesund sein. Trotzdem ist die Phase des »Blues«, die Zeit der Traurigkeit und des »Durchhängens« für die Betroffenen oftmals belastend. Hier kann die Homöopathie sinnvolle Unterstützung leisten; denn mit ihrer Hilfe lässt sich das innere Gleichgewicht auf sanfte Weise wieder ins Lot bringen.

Bei schweren seelischen Erkrankungen hingegen ist unbedingt professionelle Beratung, medikamentöse und bisweilen stationäre Behandlung erforderlich. Hier liegen die Grenzen der homöopathischen

Viele Frauen leiden in den »Tagen vor den Tagen« unter einem seelischen Tief.

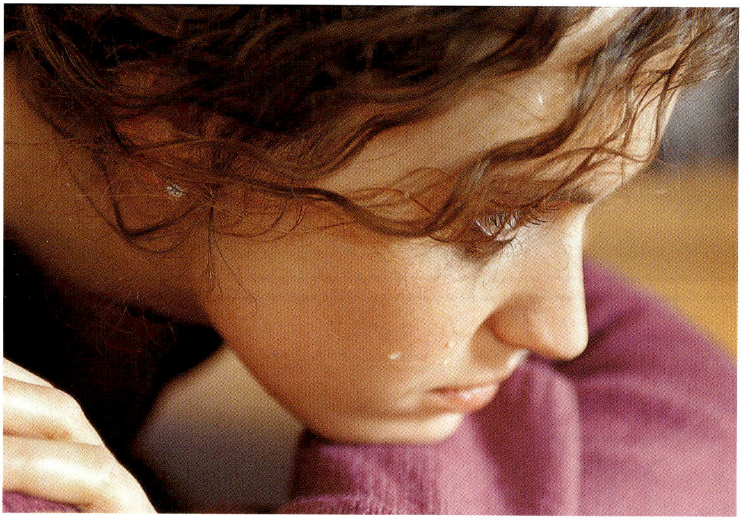

Selbstbehandlung. In solchen Situationen ist die Homöopathie als unterstützende Behandlung zwar eine ernst zu nehmende Methode, doch gehört sie dann in die Hände eines erfahrenen Therapeuten!

Wann selbst behandeln?

Was aber sind leichte seelische Verstimmungen oder seelisch bedingte Befindlichkeitsstörungen, die man selbst, sozusagen in »Eigenregie«, mit homöopathischen Mitteln gut behandeln kann? Zu ihnen zählen:

Situation abwägen

- Leichte Formen von Nervosität und Unruhe. Dagegen gehören schwere Angstzustände oder Panikattacken in fachkundige Therapie!
- Leichte depressive Störungen. Aber wer unter anhaltenden, schweren Depressionen leidet und gar Selbstmordgedanken hat, benötigt ärztliche Hilfe. Auch manisch-depressive Zustände dürfen nicht selbst behandelt werden!
- Körperliche Beschwerden, die durch seelische Ursachen mit bedingt oder verstärkt werden, wie etwa Schwindelattacken oder Magenschmerzen. Hier muss jedoch stets zuvor geklärt sein, ob nicht eine organische Ursache der Grund für die Beschwerden ist.
- Akute Krisen sowie chronische Zustände. Keinesfalls jedoch eignen sich schwere psychische Erkrankungen wie etwa Neurosen, Psychosen oder schizophrene Störungen zur homöopathischen Selbstbehandlung!

Leichtes Tief oder richtig krank?

Wie aber kann man nun erkennen, ob es sich lediglich um ein normales Stimmungstief oder aber um eine echte Depression handelt? Medizinisch wird Depression als das Gefühl einer »traurigen Verstimmtheit« definiert. Es werden dabei zwei Formen unterschieden:

Erkennbare Ursache

- Die reaktive (exogene) Depression tritt als Reaktion auf einen äußeren, die Seele beeinflussenden Anlass auf, etwa einen schweren Verlust; oder sie ist Folge einer körperlichen Erkrankung.
- Die endogene Depression ist weder durch einen äußeren Anlass noch durch eine Erkrankung begründet. Sie wird daher als schwerer eingestuft.

Wer unter Depressionen leidet, ist wie gelähmt. Traurigkeit, Freud- und Hoffnungslosigkeit sind nur einige der typischen Kennzeichen. Der Antrieb ebenso wie der Wille, auch nur den kleinsten Verrichtungen des Alltags nachzugehen, kommen völlig abhanden. Gedächtnis und Konzentration lassen nach, das Denken fällt schwer. Der Betroffene hat an nichts mehr Interesse. Stattdessen grübelt er und spürt eine zunehmende innere Leere. Die Lust auf Sex schwindet; innere Unruhe und Angst wachsen.

Wenn die Unruhe zu stark wird

Die nervöse Unruhe wird im psychologischen Sprachschatz mit dem eindrucksvollen Fachbegriff »Hyperkinese« bezeichnet. »Hyper« bedeutet »über« und »-kinese« leitet sich vom griechischen Wort für »Bewegung« ab. Gemeint ist damit ein Zustand gesteigerter geistig-seelischer und/oder motorischer Funktionen. Die Hyperkinese geht oft mit Symptomen einher wie Schwitzen, geröteter Haut, schnellem Puls und hohem Blutdruck.

Zu starke Angst

Unter krankhafter Angst wird in der Medizin bzw. Psychologie das Gefühl einer bedrängenden, existenziellen Bedrohung verstanden. Während Furcht sich auf etwas bezieht – man fürchtet sich z. B. vor Dunkelheit oder vor einem Gewitter –, fehlt dieser Grund bei der übersteigerten Angst.

Signale des Körpers

Im körperlichen Bereich macht sich eine Depression auf die unterschiedlichste Weise bemerkbar. Ganz typisch ist, dass dem Betroffenen nichts mehr schmeckt, ihm manchmal übel ist und er unter einer ausgeprägten Mundtrockenheit leidet. Folge der Appetitlosigkeit ist ein deutlicher Gewichtsverlust. Schlägt die Depression auf den Bauch, können Verstopfung ebenso wie Durchfälle auftreten. Auch unklare Druckschmerzen im Unterbauch sind möglicherweise Zeichen des schweren Seelentiefs. Oder die Depression zeigt sich am Herzen. Stechende Herzschmerzen, Herzjagen, -rasen, -stolpern sowie ein Druck- und Engegefühl in der Brust machen dem Betroffenen dann zu schaffen. Kreislaufstörungen mit Schwindel und Ohnmachtsanfällen kön-

Auch Übelkeit ist typisch

Gehen Sie zum Arzt, wenn:

- Sie das Gefühl haben, das Leben macht keinen Sinn mehr; es für Sie keinen Lichtblick mehr gibt
- Sie sich innerlich getrieben fühlen und überhaupt nicht zur Ruhe kommen
- ständig Gedanken in Ihrem Kopf schwirren und Sie sich nachts schlaflos im Bett wälzen
- Sie wie unter einem Zwang immer wieder über bedrückende Themen nachgrübeln müssen
- Ihnen jegliche Energie fehlt, etwas »anzupacken« und Sie sich kaum noch zu etwas aufraffen können
- Sie unter einem lähmenden »Morgentief« leiden und Mühe haben, den Tag zu beginnen
- Ihnen jede Spontaneität abhanden gekommen ist und Ihnen nichts mehr Freude bereitet
- Sie sich wertlos und überflüssig fühlen
- Sie unter Schlafstörungen leiden und regelmäßig morgens sehr früh erwachen
- Angstgefühle zunehmen und Sie keinen klaren Gedanken mehr fassen können
- Ihr Körper Reaktionen zeigt und Sie unter Appetitlosigkeit, Herzjagen oder -klopfen, anhaltendem Durchfall sowie Libido- und Potenzstörungen leiden

nen außerdem aufreten; manchmal schmerzt der Rücken. Männer leiden nicht selten unter Potenzstörungen. Ausgeprägte Schlafprobleme sind ein weiteres Zeichen dieser seelischen Erkrankung.

Nur körperliche Symptome

Überdecken die körperlichen Beschwerden die seelischen Symptome – auch das kommt vor –, spricht man von einer »larvierten« oder »maskierten« Depression. Der Betroffene klagt dann häufig über:

- Druck- und Schweregefühl im Brustbereich
- Kopf-, Nacken- und Rückenschmerzen
- Druckschmerzen im Bauchbereich
- Muskelschmerzen und Schweregefühl (»alles ist bleischwer«)

Wer sich in dem hier Geschilderten wiedererkennt, sollte ärztliche Hilfe in Anspruch nehmen; wer sich hingegen sicher ist, dass es sich bei ihm lediglich um einen »Seelenkater« oder um eine leichte seelisch bedingte Befindlichkeitsstörung handelt, der kann auf die Hilfe der Homöopathie vertrauen.

Wiegengeschenk Konstitution

In der Homöopathie spielt der Begriff der »Konstitution« eine wichtige Rolle. Doch was ist darunter zu verstehen? Konstitution ist die geistige, seelische und körperliche Verfassung eines Menschen sowie die damit

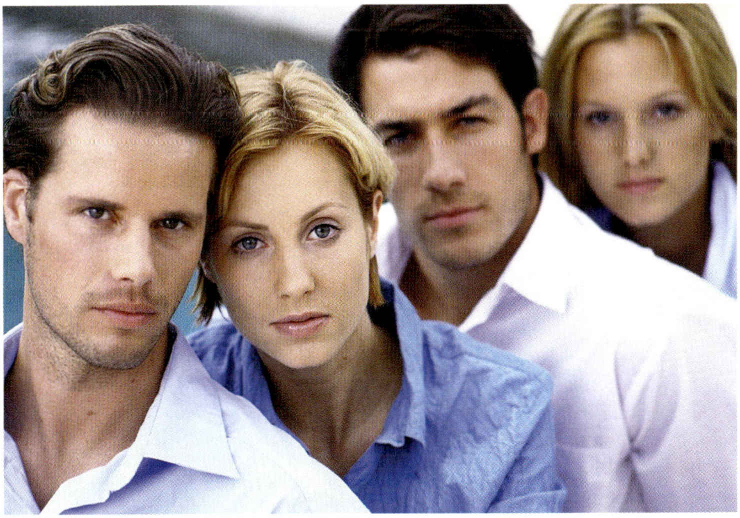

Die Konstitution entscheidet mit darüber, was für ein Typ man ist.

verbundene Tendenz zu bestimmten Erkrankungen. Sie wird einem »in die Wiege gelegt«. So gibt es Menschen, die über eine robuste Konstitution verfügen. Sie wirft so schnell nichts um, während andere hingegen bereits auf harmlose Geschehnisse des Alltags stark reagieren, schnell psychisch erschöpft, gestresst oder aufgeregt sind.

Wandel ist möglich

Obwohl die Konstitution angeboren ist, kann sie sich im Laufe des Lebens durch äußere Einflüsse verändern, und damit ist sie – wenn auch innerhalb gewisser Grenzen – beeinflussbar. Diese Wandelbarkeit macht sich die Homöopathie zunutze, indem sie die seelische, körperliche und geistige Verfassung eines Menschen positiv »umstimmt«.

Die Veranlagung entscheidet mit

Die Konstitution eines Menschen erkennt man an seinem Verhalten und Benehmen, seinem Temperament und an seinem Aussehen. In der Homöopathie werden alle diese individuellen Mosaiksteine berücksichtigt und der Mensch in seiner Einmaligkeit erfasst. Auf der Grundlage der Konstitution mit ihren Erscheinungsmerkmalen wird dann das passende Konstitutionsmittel gewählt (siehe ab S. 42).

Cholerisch oder phlegmatisch – das ist die Frage!

Die Beschäftigung mit Konstitutionen in der Medizin ist nicht neu. So wurde die antike Vier-Säfte-Lehre von dem berühmten Arzt Galen (129 – 199 n. Chr.) entwickelt. Diese blieb Grundlage der Medizin bis zum 17. Jahrhundert. Die Vier-Säfte-Lehre ging von einer einfachen

Die Fähigkeit, mit Stress, Misserfolgen u. Ä. umzugehen, wird wesentlich von der Konstitution bedingt. Von dieser hängt es auch ab, ob bestimmte Organe besonders anfällig für Krankheiten sind. So hat jeder Mensch in der Regel seine persönliche gesundheitliche »Schwachstelle«. Bei dem einen betrifft es das Immunsystem, d.h. die Anfälligkeit für Infektionen, bei dem anderen ist es der Magen (»alles schlägt auf den Magen«), und ein Dritter reagiert auf innere und äußere Belastungen mit Beschwerden im seelischen Bereich, z. B. mit depressiven Verstimmungszuständen, Niedergeschlagenheit oder chronischer Reizbarkeit.

Grundannahme aus: Im Körper kursieren die gelbe Galle (»cholos«), die schwarze Galle (»melancholos«), der Schleim (»phlegma«) und das Blut (»sanguis«). Ist die Mischung dieser Säfte ausgewogen, so ist der Mensch gesund und munter (»Eukrasie«). Stocken die Säfte jedoch, vermischen sie sich zu sehr oder kommt es zu einem Ungleichgewicht, verursacht dieser Zustand die verschiedensten Krankheiten (»Dyskrasie«). Dabei handelt es sich jedoch nicht nur um körperliche Beschwerden. Der Einfluss der Säfte erreicht auch die seelische Ebene – die Antike trennte nicht zwischen Körper und Seele.

Melancholiker nehmen alles sehr ernst und fühlen sich schnell bedrückt.

Von Natur aus gab es vier Temperamente, bei denen jeweils ein Körpersaft im Übermaß vorhanden war. Ein Zuviel an gelber Galle? Das ist der Fall beim Choleriker. Hitzig und aufbrausend ist er. Im wahrsten Sinne des Wortes »kommt ihm die Galle hoch.« Ganz anders der Phlegmatiker, dessen Übermaß an feuchtem, kaltem Schleim nicht nur für Erkältungen sorgt, sondern auch für eine gewisse Schwerfälligkeit, so dass Ermattung und Schwunglosigkeit drohen.

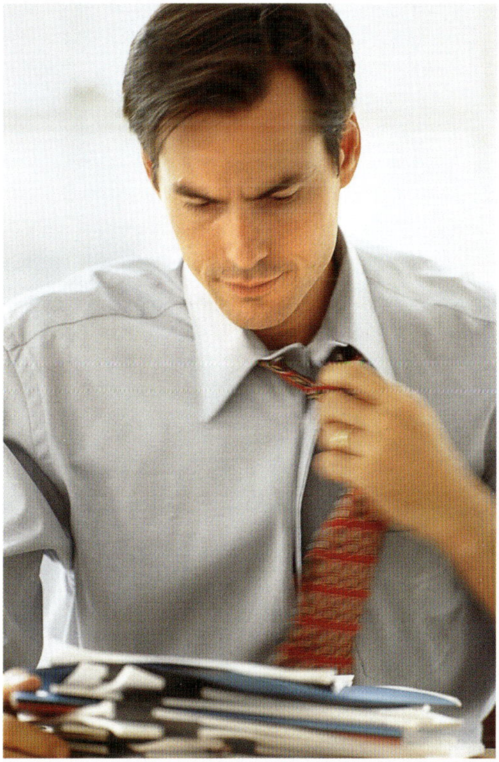

Der Sanguiniker, in dessen Adern reichlich Leben spendendes Blut pulsiert, ist zwar jugendlich frisch und leichtblütig, neigt jedoch auch zur Leichtsinnigkeit. Und der Melancholiker? Er hat zu viel schwarze Galle in sich – Tiefsinn und Schwermütigkeit sind die Folge.
Die Vier-Säfte-Lehre ist sehr umfassend und kann hier nur angerissen werden. Dennoch liefert sie einige interessante Hinweise, auch für die heutige Zeit, wie man sein angeborenes Temperament ein wenig zügeln kann: Angenommen, Sie gehören zu den Phlegmatikern, sind bedächtig und etwas träge, weil ein Übermaß an kalt-feuchtem Phlegma in Ihrem Körper kursiert – dann können Sie nichts Besseres tun, als diesem

> **TIPP!**
> Jeder von uns kommt mit einer anderen Konstitution auf die Welt, mit einem anderen Nervenkostüm, einer anderen Art, auf Belastungen seelisch zu reagieren. Das kann bedeuten, dass Sie manches völlig fertig macht, was Ihren Nachbarn, Freund oder Kollegen kalt lässt. Gehen Sie dann nicht zu streng mit sich ins Gericht, sondern kümmern Sie sich besonders gut um Ihren Seelenfrieden!

Zustand, besonders im Winter, durch Hitze entgegenzuwirken. Das kann mithilfe eines Tees aus den als warm und trocken eingestuften Heilpflanzen Salbei oder Thymian geschehen. Aber auch eine Rotlichtlampe wird Sie innerlich erwärmen und »auf Trab« bringen.
Was nun tun, wenn Sie zu den Cholerikern gehören, mit einem hitzigen Gemüt auf die Welt gekommen sind und sich gerade im Sommer vorsehen müssen, dass das innere Feuer nicht vulkanartig aus Ihnen herausbricht? Hier sind kalte, feuchte Anwendungen gefragt: Lassen Sie etwas kühles Wasser über Ihre Unterarme laufen, trinken Sie einen Teeaufguss aus »kalter« Pfefferminze.

Ein kaltes Fußbad kann helfen

Und was, wenn Sie ein Melancholiker sind? Immer ein wenig traurig, ein wenig nachdenklich. Im körperlichen Bereich leicht erschöpft; es fehlt die Energie, den Körper optimal zu aktivieren. Hier wurde in der Antike nicht – wie heute – auf antidepressiv wirkende Arzneimittel gesetzt. Der trockenen und kalten schwarzen Galle wurde mit Wärme und Feuchtigkeit der Garaus bereitet. Für Sie bedeutet dies: warmes Wasser in allen seinen Formen, am besten als warmer Leberwickel. Aber auch ein duftendes Vollbad kann die trüben Gedanken vertreiben. Als Heilpflanze, als optimaler Duft für Sie, käme hier die Zitronenmelisse infrage, die »das Blut von Melancholera reinigt und fröhlich macht.« Der Sanguiniker schließlich bekommt durch Hafer, Gräser, Schachtelhalm und Löwenzahn die nötige Bodenhaftung.

Andere Konstitutionslehren

Im wissenschaftlichen Zeitalter mag diese Säftelehre manchem überholt und veraltet erscheinen. Dennoch findet sich der Gedanke, dass es bei den Menschen gewisse Konstitutionstypen gibt, vielfach wieder. Am bekanntesten ist die Konstitutionslehre Ernst Kretschmers, dessen 1921 erschienenes Lehrbuch »Körperbau und Charakter« drei Typen

unterscheidet: Den langen, schmalen Leptosomen, dessen Gefühlslage zwischen überempfindlich und unempfindlich schwankt. Den gedrungenen Pykniker mit den polaren Gefühlsregungen heiter, lebhaft und depressiv. Und schließlich den Athletiker, der psychisch zum Gefühl innerer Spaltung neigt. Der kleine Exkurs zeigt: Auch wenn in der modernen wissenschaftlichen Medizin die Konstitution des Einzelnen kaum noch berücksichtigt wird, spielt diese Veranlagung von Physis und Nervenkostüm eine große Rolle.
Die Homöopathie ordnet den verschiedenen Konstitutionen bestimmte Mittel zu. Diese so genannten »Konstitutionsmittel«, die herausragende Merkmale gerade im seelischen Bereich haben, finden Sie im zweiten Teil des Ratgebers ab Seite 42.

Wenn Stress zu sehr belastet

Doch nicht nur die individuelle Konstitution eines Menschen und der daraus resultierende Umgang mit bestimmten Lebenssituationen und -ereignissen beeinflussen seine Seelenlage. Auch äußere Faktoren wirken auf die Psyche und damit wiederum auf den Körper, sowie auch umgekehrt. Ein entscheidender Faktor für das seelische und körperliche Wohlbefinden ist Stress. Herbert Benson, Begründer des Mind-

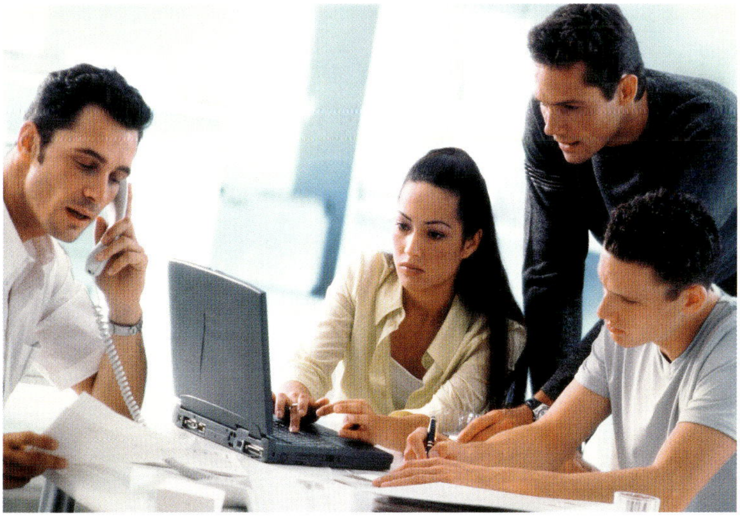

Ständige berufliche Überforderung ist ein wesentlicher Stressfaktor.

Body-Instituts an der Harvard Medical School und führender Stressforscher, definiert Stress als »Umweltbedingung, die eine Verhaltensanpassung erfordert«.
Dies ist an sich zunächst einmal nichts Schlechtes – im Gegenteil: Ein gewisses Maß an Stress hält körperlich und geistig fit. Gibt es ausreichende Erholungsphasen und werden die persönlichen Grenzen der Stressbelastung nicht überschritten, spricht man von Eustress, von gutem Stress. Hört der Stress jedoch nicht auf und kommt es daneben zu physischem Stress wie etwa Dauerlärm oder Luftverschmutzung, dann kippt der Eustress in Disstress ... wie bei der Eukrasie und der Dyskrasie der Antike, der guten und der schlechten Säftemischung! Und Disstress geht an die Reserven, macht müde und erschöpft. Schlimmstenfalls reagiert der Körper mit Beschwerden.

Dauerstress schädigt Gehirnzellen

Warum dies so ist, und warum Stress krank machen kann? Werfen wir einen Blick auf das vegetative Nervensystem, die Schaltstelle zwischen Psyche und Körper.

Gefühle, die krank machen können

Wenn Sie im Kino Ihrer reizenden Nachbarin oder Ihrem charmanten Begleiter die Hand auf den Oberschenkel legen, ist dies eine Aktion des willkürlichen Nervensystems, welches bewusste Impulse an die Muskeln weiterleitet. Bricht Ihnen allerdings gleichzeitig der Schweiß aus, haben Sie dies dem unwillkürlichen Nervensystem zu verdanken. Dieses unwillkürliche Nervensystem wird auch als »vegetatives Nervensystem« bezeichnet, da es die vegetativen Funktionen wie Atmung, Verdauung und Kreislauf regelt und sie den jeweiligen Bedürfnissen des Organismus anpasst. Da dies nicht dem Willen unterliegt und in gewisser Weise eigenmächtig geschieht, spricht man ebenso vom »autonomen Nervensystem«.
Dieses Nervensystem hat zwei große Schenkel: den Sympathikus und den Parasympathikus.

Was passiert bei Stress?

Der Name »Sympathikus« bezieht sich, wie die »Sympathie«, darauf, dass wir mitleiden und mitempfinden. Dies kann allerdings ganz schön anstrengend sein. So ist der Sympathikus auch der innere Befehlshaber für Stresssituationen.

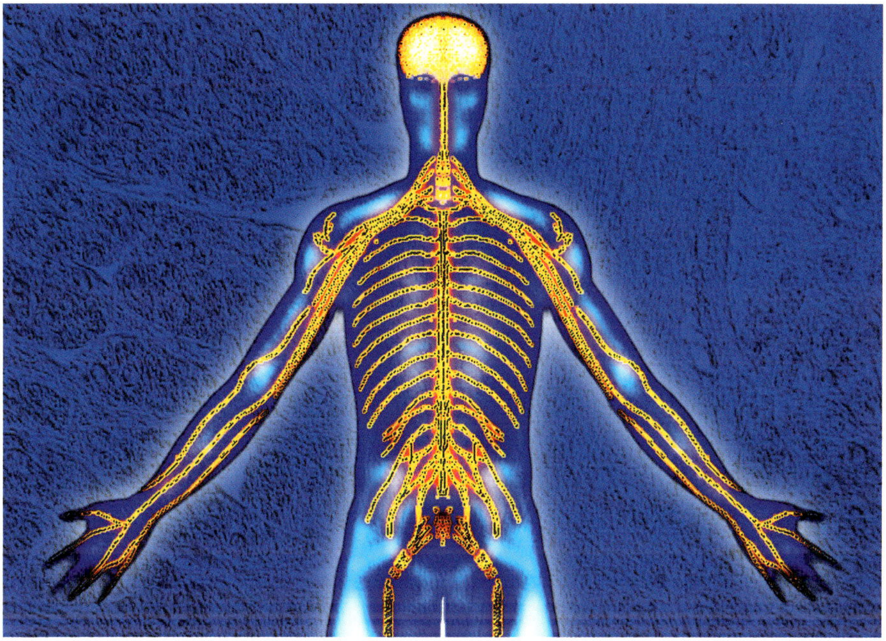

Grundsätzlich lassen sich drei Phasen der Stressreaktion unterscheiden:

Das vegetative Nervensystem reguliert alle lebenswichtigen Funktionen.

► Phase 1: Alarmbereitschaft! Augen auf. Hellwach. Jetzt oder nie. Als in grauer Vorzeit das Mammut vor unseren Urahnen stand, war für sie die Devise des Moments ganz klar: Flucht oder Angriff. Ihr Organismus reagierte auf die Situation angemessen. Aber auch wir reagieren heute noch so, selbst wenn die Gefahren unseres täglichen Lebens ganz anders aussehen:

- Die Pupillen werden weit. So entgeht einem nichts.
- Die Haarmuskeln kontrahieren sich, die Haare stehen zu Berge – eine Drohgebärde, wenn sie beim Menschen auch nicht sehr eindrucksvoll ist.

Gefahr mobilisiert den Körper

- Das Herz schlägt mit größerer Kraft und in erhöhtem Tempo. Die Erregbarkeit des Herzmuskels steigt, Puls und Blutdruck gehen in die Höhe, die Herzkranzgefäße erweitern sich. Alles läuft auf Hochtouren.
- Die Bronchialäste der unteren Luftwege werden weit und sorgen so für die optimale Sauerstoffversorgung.
- Die Muskulatur von Magen und Darm zieht sich zusammen. Die Verdauung und auch die Drüsentätigkeit werden reduziert. – Wer hat

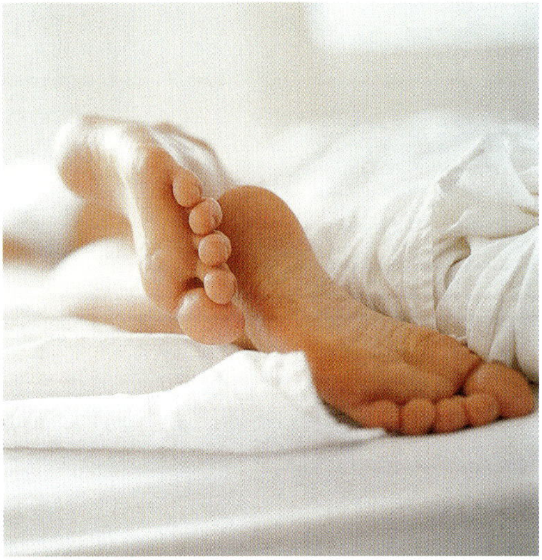

jetzt schon Zeit für Hähnchen mit Pommes?
- In der Leber wird aus Speicherzucker Glukose gespalten, als Energienachschub für den bevorstehenden Kampf oder die notwendige Flucht.

Anpassungsphase

▶ **Phase 2:** Der Körper hat sich der Situation angepasst. Entweder hat man die Flucht ergriffen oder sich der Herausforderung gestellt.

▶ **Phase 3:** Ist der Stress vorbei, kommt die Entspannungsphase. Nun übernimmt der Parasympathikus das Regiment. Seine Befehle: Blutdruck wieder runter, Atmung langsamer, Energie speichern. Jetzt ist Zeit für Verdauung und Drüsentätigkeit, vielleicht auch für ein Schläfchen. Körper und Seele müssen regenerieren.

Nach etxremem Stress ist Entspannung besonders wichtig.

Folgen für die Gesundheit

Wenn nun aber, statt des Mammuts, Ihr Chef vor Ihnen steht und Sie zähnefletschend anknurrt, dann können Sie weder davonlaufen noch die Steinfaust zücken. Schlimm genug: Die körperliche Mobilisation durch den Stress kann häufig nicht unmittelbar abgebaut werden (es sei denn, Sie suchen umgehend das Fitness-Studio auf). Schlimmer noch: Bei einem einzigen »Angriff« bleibt es oft nicht. Kaum ist der Chef zur Tür raus, klingelt das Telefon, kommt der missgünstige Kollege …

Leidet das vegetative Nervensystem unter Dauerbeschuss, führt dies zu einer chronischen Überreizung des Sympathikus. Die Folge können zahlreiche, ganz unterschiedliche Beschwerden sein. Auf das Konto dieser Überlastung gehen Gesundheitsprobleme wie etwa Atembeschwerden, Asthma, Schwindel, Muskelverspannungen, Bluthochdruck oder Herzkranzgefäßverengung.

Der für die Entspannung zuständige Gegenspieler, der Parasympathikus, kommt dagegen schlicht zu kurz, und mit ihm Verdauung und Schlaf. Die Folge können sein: Magenschmerzen und Übelkeit, Verdauungsstörungen, Ohrgeräusche, Infektanfälligkeit, Schlafstörungen, Rückenschmerzen, Zyklus- und Menstruationsstörungen.

Keine Lust auf Sex

Andere Ursachen seelischer Beschwerden

Auch wenn sich die psychische Befindlichkeit über das vegetative Nervensystem massiv auf die verschiedensten Körperfunktionen auswirkt, sollte man trotzdem keine vorschnellen Schlüsse ziehen. »Alles psychisch!« kann auch die falsche Art sein, sich Beschwerden zu erklären. Folgende Faktoren können seelische Verstimmungen und Erschöpfungszustände auslösen oder zumindest verstärken:

- Hormonschwäche oder -umstellung, beispielsweise bei Schilddrüsenunterfunktion oder in den Wechseljahren
- Allergien, Nahrungsmittelunverträglichkeiten
- Blutarmut und Eisenmangel
- Niedriger Blutdruck (der allerdings bei manchen Menschen, wie beispielsweise bei Sportlern, ganz normal ist.)

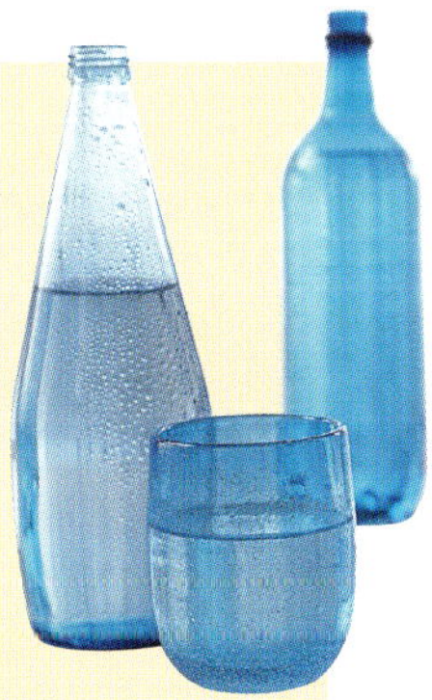

TIPP!

Dass die Psyche Wohlbefinden und Gesundheit beeinflusst, ist unbestreitbar richtig und wichtig, aber meist nicht die einzige Wahrheit. Oftmals werden Lebensgewohnheiten in ihren Auswirkungen unterschätzt. So sind z. B. Schlafstörungen zwar häufig durch Stress bedingt, aber auch zu spätes und zu schweres Abendessen, viel Alkohol, langes Fernsehen und schlechte Luft im Schlafzimmer sind wahre »Schlafräuber«. Deshalb ist es so wichtig, hin und wieder einen kritischen Blick auf die eigenen Lebensgewohnheiten zu werfen. Vielleicht ist es ja sinnvoll, hier und da eine kleine »Kurskorrektur« vorzunehmen, sich von zwar lieb gewordenen, aber dennoch ungesunden Angewohnheiten zu verabschieden. Hierzu zählen:

- zu wenig Bewegung
- falsche Essgewohnheiten (zu einseitige Ernährung, zu wenig Vitamine, Eiweiß und Mineralstoffe)
- zu wenig Flüssigkeit
- der Konsum von Genussgiften wie Alkohol und Nikotin

- Leberschwäche
- allgemeine Abwehrschwäche
- Pilzbefall
- Chronische Erkrankungen (z. B. nicht erkannter und eingestellter Diabetes, Nierenerkrankungen)
- Schlafstörungen
- Medikamente (z. B. Hormone oder Mittel gegen Bluthochdruck)
- Belastungen durch Umweltgifte (wie Lindan, PCP, Formaldehyd) oder Schwermetalle (z. B. in Amalgam-Zahnfüllungen)

Wer unter anhaltenden und schweren seelischen Tiefs oder starken psychosomatischen Symptomen leidet, sollte deshalb stets einen Arzt aufsuchen, um die Ursache für die Beschwerden abklären zu lassen.

Was Sie selbst tun können – Streicheleinheiten für die Seele

Gerade weil das seelische Wohlbefinden so eng mit dem des Körpers zusammenhängt, gerade weil seelische Verstimmungen in der Regel eine Vielzahl von Auslösern oder zumindest mitbestimmenden Faktoren haben, sollten Sie auf allen Ebenen möglichst gut für sich sorgen.

Typgerecht gesünder leben

Signale wahrnehmen

► Im alltäglichen Leben gehört dazu eine qualitativ hochwertige, ausgewogene Ernährung. Zwar gibt es viele Ernährungsrichtlinien, doch im Sinne des Konstitutionsgedankens ist es empfehlenswert, die Ernährung auf den eigenen Typ abzustimmen. Das kann sicherlich mit Unterstützung zahlreicher Bücher geschehen, aber vielleicht hören Sie einfach auf Ihre innere Stimme. Was bekommt Ihnen? Was nicht? Der Körper signalisiert einem sehr genau, was er benötigt und verträgt. Als Nervennahrung ist zudem an die Vitamine der B-Gruppe und an Vitamin C zu denken, an Bananen, Avocados, Brokkoli, Feldsalat, Nüsse und Samen. Und noch etwas: Es gibt überzeugende Berichte von Patienten mit depressiven Verstimmungen, denen es durch eine Entgiftungskur, beispielsweise nach F.X.Mayr, sehr viel besser ging. Ein schlechter Gesundheitszustand des Darms scheint psychische Beschwerden zu begünstigen. Dementsprechend führt eine sanfte Reinigung und Entlastung dazu, dass es auch der Psyche besser geht!

▶ Günstig ist, wer weiß das nicht, Bewegung. Entsprechend dem antiken Motto »Ein gesunder Geist in einem gesunden Körper« kurbelt Bewegung den Stoffwechsel an, transportiert Sauerstoff bis in die letzte Zelle von Gehirn und Nervensystem und sorgt für den Abbau von Stress.

▶ Wer unter psychischem Druck steht, greift schneller zur Zigarette oder zum abendlichen Alkohol. Das ist naheliegend und verständlich. Das Dumme daran ist bloß: Hier entsteht ein Teufelskreis. Besonders Nikotin ist ein Gift, das die Nerven weiter überreizt.

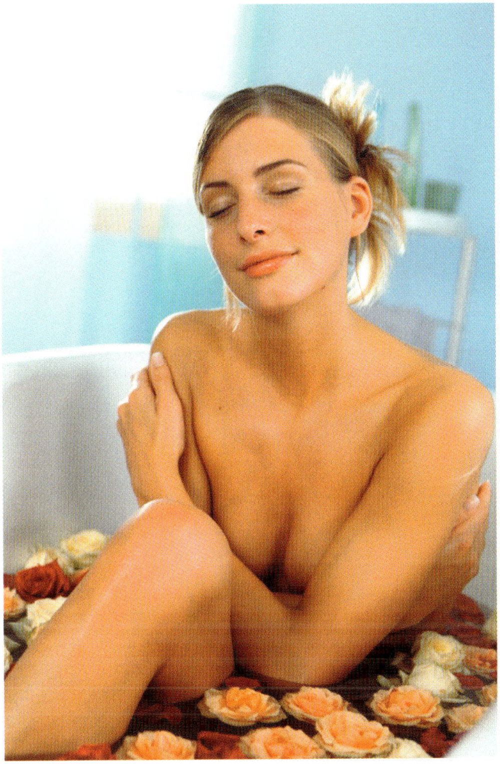

Ein duftendes Bad: Das ist Entspannung pur.

Gezielt entspannen

Relaxen ist erlernbar

Entspannung kann als eine bewusste Aktivierung des Parasympathikus verstanden werden, als ein Gegengewicht zur Überlastung des Sympathikus. Sie ist für den Körper und für die Seele gleichermaßen wichtig! Neben Entspannungstechniken wie Autogenem Training, Muskelrelaxation nach Jacobson, Meditation, Yoga, Tai Chi oder Qi Gong gibt es weitere Möglichkeiten, das seelische Gleichgewicht wiederherzustellen.

Aromatherapie

Ätherische Öle wirken über die Sinnesorgane auf Körper und Psyche. Besonders entspannend ist das ätherische Öl der Vanille, anregend wirken Rosmarin und Grapefruit, stimmungsaufhellend Zitrusdüfte. Geben Sie ätherische Öle niemals direkt auf die Haut! Zum Einreiben sollten Sie einige Tropfen des Öls unmittelbar vor der Verwendung in einer kleinen Menge Basisöl verrühren, etwa Mandel-, Jojoba- oder Sonnenblumenöl. Da ätherische Öle nicht wasserlöslich sind, müssen

TIPP!

Die meisten ätherischen Öle wirken stark reizend. Deshalb sollten sie weder eingenommen noch pur auf die Haut aufgetragen werden. Vor allem dürfen ätherische Öle nicht mit den Schleimhäuten und den Augen in Berührung kommen.
Menthol- und kampferhaltige Öle sind während einer homöopathischen Behandlung zu meiden. Diese Öle dürfen auch nicht bei Babys und Kleinkindern angewendet werden, oder bei Erwachsenen im Nasenbereich! Sie können einen Atemstillstand verursachen!

sie als Badezusatz zunächst in etwas Schlagsahne (5 Tropfen Öl auf 50 bis 100 ml) emulgiert werden. Für ein Vollbad reichen bereits sechs bis zehn Tropfen – fertig ist das Schönheits-Bad! Für die Aromalampe, in die man zuvor etwas Wasser gibt, nimmt man drei bis fünf Tropfen. Bei den duftenden Ölen muss stets bedacht werden, dass es sich um hoch konzentrierte Substanzen handelt: So wird für Lavendelöl das 100fache, für Rosenöl sogar das 5000fache Gewicht an Blüten benötigt! Das heißt: Beim Umgang mit ätherischen Ölen ist besondere Vorsicht geboten – weniger ist mehr! Bei allen Anwendungen reichen einige wenige Tropfen, sonst kann es zu Nebenwirkungen kommen.

Phytotherapie – die sanfte Kraft der Heilpflanzen

Eine Reihe von Heilpflanzen stabilisiert das Nervensystem. Allgemein stärkend wirken aber auch Pflanzen, die Bitterstoffe enthalten. Sie kurbeln über die Verdauung den gesamten Stoffwechsel an. Nehmen Sie – in Absprache mit Ihrem Arzt – standardisierte pflanzliche Arzneimittel ein. Diese Heilpflanzen wirken stabilisierend:

Baldrian fördert die Konzentration

- **Baldrianwurzel** steigert die Schlafbereitschaft in der Nacht. Alternativ bietet sich an, abends zehn Tropfen von Passiflora Urtinktur (**Passionsblume**) in etwas warmem Wasser einzunehmen.
- **Ginsengwurzel** erhöht die Abwehrbereitschaft gegenüber psychischem und physischem Stress.
- **Hopfenzapfen** enthalten schlaffördernde Substanzen und Bitterstoffe, die verdauungsanregend wirken. Außerdem werden Angst- und Unruhezustände gemindert.
- **Johanniskraut** hilft bei depressiven Verstimmungen und Ängsten, wirkt ausgleichend und stabilisierend bei nervöser Erschöpfung.

Hellhäutige Menschen sollten bei der Einnahme von Johanniskraut starke UV-Strahlung meiden. Auch im Sommer sollte man zunächst testen, ob es nicht zu Hautreaktionen kommt.
In Einzelfällen kann Johanniskraut die Wirkung von Blutgerinnungshemmern sowie von Herz- und Asthmamedikamenten abschwächen; deshalb sollte vor einer Einnahme zunächst der Arzt befragt werden.

▶ **Melissenblätter** und Lavendelblüten sind zwei angenehm riechende Pflanzen. Sie wirken schlaffördernd und beruhigend, insbesondere wenn es zu nervös bedingten Beschwerden kommt, beispielsweise zu stressbedingten Magenschmerzen, Herzbeschwerden, Angespanntheit und Unruhezuständen.

Bach-Blüten

Schließlich soll die Bach-Blütentherapie nicht unerwähnt bleiben, die von dem englischen Arzt und Homöopathen Dr. Edward Bach (1886-1936) entwickelt wurde. Im Laufe seiner ärztlichen Tätigkeit hatte Bach erkannt, welch enormen Einfluss der seelische Zustand eines Patienten auf seine Gesundheit hat. Intuitiv erfasste er, dass einige wild

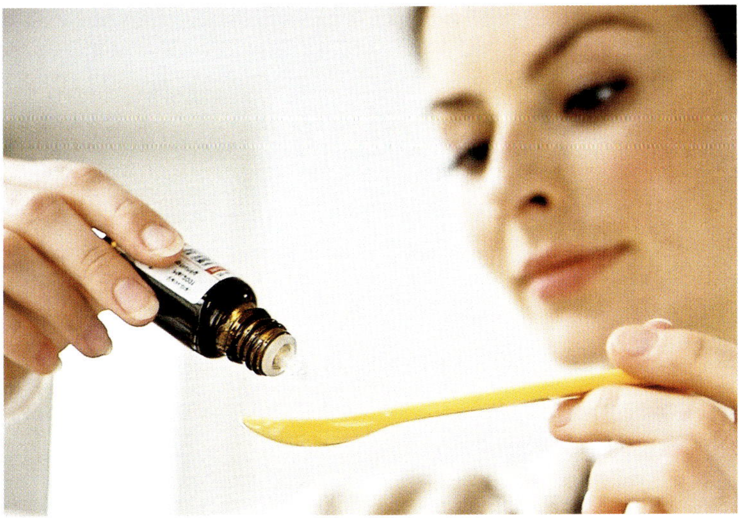

Zahlreiche Naturstoffe haben eine entspannende Wirkung.

wachsende Pflanzen mit ganz bestimmten Gemütszuständen korrespondieren und sich ihre Essenzen ausgleichend auswirken. So basiert die Bach-Blütentherapie auf dem Einsatz von 38 vorwiegend aus Blüten gewonnenen Essenzen, die nach einer (Selbst-)Befragung individuell ausgewählt und stark verdünnt eingenommen werden.
Auch bei der Bach-Blütentherapie spielt der Gedanke der Konstitution eine Rolle. So lag für Bach die Aufgabe jedes Menschen darin, seine Charaktereigenschaften im Laufe seines Lebens positiv zu entwickeln. Die Essenzen der Bach-Blüten können hier unterstützend und regulierend wirken. Beispielsweise entspricht die Essenz aus Blüten der Roten Kastanie dem Seelenpotenzial der Fürsorge und Nächstenliebe. Entsprechend ist ein unausgeglichener, »blockierter« Zustand durch eine ängstliche Überbesorgtheit geliebten Menschen gegenüber geprägt.

Regulation und Ausgleich

Die Homöopathie

Neben den genannten Möglichkeiten, die innere Balance zu erhalten bzw. wiederzuerlangen, bietet die Homöopathie sanfte, aber wirksame Unterstützung, das Gleichgewicht von Körper und Seele herzustellen. Zuvor gilt es jedoch, die Frage zu beantworten »Warum wirkt ein Arzneimittel? Warum wirkt es beispielsweise antidepressiv?« Die moderne Arzneimittellehre würde hier antworten: »Weil es ganz bestimmte, antidepressiv wirkende Inhaltsstoffe enthält. Diese sind in einem definierten Maß in dem Arzneimittel enthalten, wodurch die antidepressive Wirkung zustande kommt«.
Die Homöopathie funktioniert ganz anders. Hier geht es weder um einen ganz bestimmten Inhaltsstoff noch um eine in dem Arzneimittel enthaltene aufputschende oder beruhigende Substanz. Und so gibt es auch keine homöopathischen Mittel gegen Schlafstörungen, nervöse Magenschmerzen oder Kopfweh. Die homöopathische Behandlung richtet sich nie allein nach den Beschwerden, sondern ebenso nach der

Individuelle Behandlung

> **»Wähle, um sanft, schnell, gewiss und dauerhaft zu heilen, in jedem Krankheitsfalle eine Arznei, welche ein ähnliches Leiden für sich erregen kann, als sie heilen soll!«**
>
> *Samuel Hahnemann 1796*

Konstitution und der Persönlichkeit des Menschen. Daher gibt es in der Homöopathie auch keine »Standardbehandlung«. Hier ein Beispiel: Magenschmerzen, unter denen ein nervöser, gereizter und cholerischer Mensch leidet (siehe Nux vomica, S. 57), werden homöopathisch anders behandelt als Magenschmerzen, die infolge von Kummer und Kränkung auftreten (siehe Ignatia, S. 55).

Homöopathie funktioniert anders!

Samuel Hahnemann probierte vieles bei sich selbst aus.

Was ist das Geheimnis dieser Behandlungsmethode, was ihr Grundprinzip? Die Homöopathie stellt ein eigenes Therapiesystem dar. Im modernen medizinischen Verständnis wird sie als eine spezifische »Reiz-Regulationstherapie« bezeichnet. Das heißt: Mit dem Arzneimittel, dem spezifischen Reiz also, werden die körpereigenen Regulationsmechanismen, die Selbstheilungskräfte angeregt. Mit dem ausgewählten Homöopathikum gibt der Therapeut dem Körper quasi einen kleinen Stubser in die richtige Richtung. Er verpasst dem Organismus einen Anstoß, einen Kick, genau die Kräfte zu mobilisieren, die dieser zur Überwindung der seelischen Probleme oder der körperlichen Beschwerden benötigt.

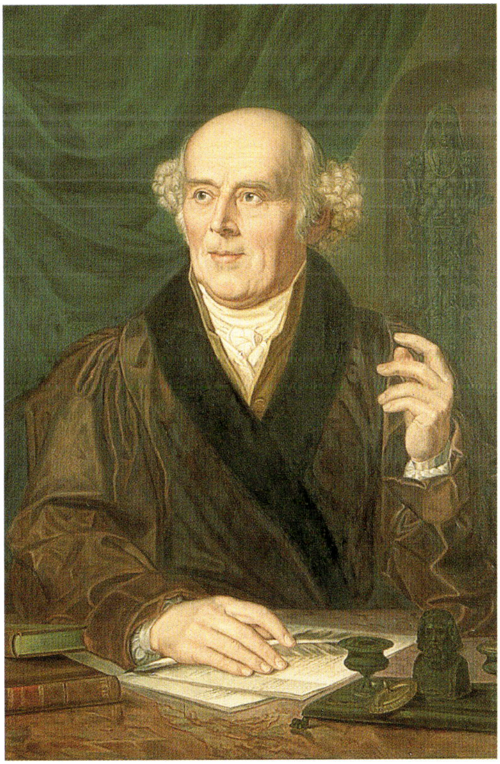

Die Ähnlichkeitsregel

Grundlage der Homöopathie (»homoion« – ähnlich) ist die von Samuel Hahnemann (1755–1843) aufgestellte Regel: »Similia similibus curentur« – »Ähnliches möge mit Ähnlichem behandelt werden«. Nach diesem Ähnlichkeitsprinzip wird in der Homöopathie gearbeitet; es stellt eine praktische Arbeitsregel dar, die für den er-

TIPP!

Je früher Sie Signale Ihres Körpers und Ihrer Seele wahrnehmen und auf diese reagieren, desto größer ist die Chance, mit homöopathischen Mitteln eine Besserung zu erzielen. Außerdem vermeiden Sie auf diese Weise, dass sich gesundheitliche Störungen manifestieren. Achten Sie deshalb nicht nur auf Beschwerden und Krankheitssymptome, sondern ebenso auf ungewöhnliche Merkmale und subjektive Empfindungen. Wichtig ist es zusätzlich zu wissen, ob es eine Ursache, einen Auslöser für die Beschwerden gab. Beobachten Sie auch, unter welchen Bedingungen sich die Symptome bzw. Ihr Befinden verbessern oder verschlechtern.

fahrenen homöopathischen Behandler ebenso gilt wie für Sie als Leser dieses Ratgebers.

Bei diesem Grundprinzip geht es darum, die Ähnlichkeit, die möglichst genaue Übereinstimmung zwischen einem Krankheitsbild einerseits und dem Arzneimittelbild der entsprechenden Substanz andererseits zu finden. Unter einem »Krankheitsbild« wiederum werden alle Zeichen eines Krankheits- oder Beschwerdezustandes verstanden. Hierzu gehören körperliche Symptome ebenso wie das emotionale Befinden. Aber auch oder gerade ganz ungewöhnliche und subjektive Erscheinungen und Merkmale können für die Wahl des Homöopathikums den entscheidenden Hinweis geben. Das bedeutet für den Behandelnden: Augen auf! Genau beobachten! Nachfragen! Nachhorchen! Spüren!

Genaue Beobachtung

Was ist ein Arzneimittelbild?

Unter dem Arzneimittelbild versteht man in der Homöopathie die Wirkungen eines Arzneimittels, wie sie sich vor allem zeigen, wenn ein Gesunder die zu prüfende Substanz einnimmt. Man spricht hier auch von einer Arzneimittelprüfung. Das hört sich theoretischer an, als es ist. Deshalb einige praktische Beispiele:

- Ein besonders anschauliches Beispiel für das Ähnlichkeitsprinzip ist die **Aloe**. Wenn ein Gesunder ein Stück vom Blatt der Aloe isst, bekommt er Durchfall – und so wird die Aloe in der Pflanzenheilkunde als wirksames Abführmittel zur Behandlung von hartnäckiger oder anhaltender Darmträgheit verwendet. Das Anwendungsgebiet des homöopathischen Arzneimittels »Aloe« ist dagegen der Durchfall.

▶ Die **Spanische Fliege** ist eine Käferart, die eine stark hautreizende und Blasen bildende Substanz enthält. In der Homöopathie kommt das Arzneimittel »Cantharis« beispielsweise genau dann zur Anwendung, wenn sich nach einer Verbrennung Brandblasen bilden.

▶ **Kaffee** (»Coffea«) hat eine anregende und das Nervensystem stimulierende Wirkung. In der Homöopathie wird er bei Zuständen eingesetzt, die auch von einer späten Tasse Kaffee herrühren könnten: Man kann nicht schlafen, im Kopf rasen die Gedanken, jedes Geräusch, jeden Lichtschein nimmt man wahr ... und ist doch hundemüde. Übrigens: Coffea wird Ihnen im Praxisteil dieses Ratgebers unter der Rubrik »Unruhe« (S. 101) wieder begegnen.

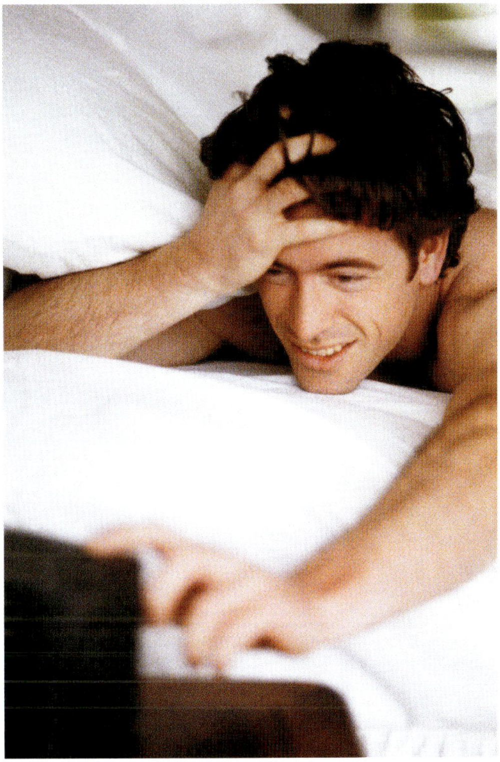

Überreiztheit, ein hellwacher Kopf und nächtliche Unruhe sind ein Fall für Coffea.

Die Ergebnisse der vielen Arzneimittelprüfungen, die Samuel Hahnemann zunächst in ungebremster Begeisterung an seiner Frau und der neunköpfigen Kinderschar durchführte, finden sich in der homöopathischen Literatur. Hier unterscheidet man zwischen den Arzneimittelbildern der einzelnen Arzneimittel, der »Materia medica« und dem so genannten »Repertorium«, in dem der Spieß quasi umgedreht wird und der Behandler von den Symptomen ausgehend das richtige Homöopathikum ermittelt.

Diese beiden Formen, sich mit homöopathischen Arzneimitteln zu befassen, wurden für den vorliegenden Ratgeber übernommen: Im zweiten Teil lernen Sie wichtige homöopathische Arzneimittel kennen, die »Konstitutionsmittel«. Im dritten Teil werden Beschwerdebilder dargestellt und mithilfe eines Wegweisers die Findung des entsprechenden Mittels ermöglicht.

Wirkung auf die Psyche

Das ausführliche Gespräch ist Basis der Behandlung für jeden Homöopathen.

Die Vorstellung, dass normales Kochsalz, welches man auf das Frühstücksei streut, einen Einfluss auf die Psyche haben kann, scheint zunächst merkwürdig. Der Schlüssel zum Geheimnis seiner Wirkung liegt in der Verarbeitungsform der Homöopathie, durch welche die Ausgangssubstanz offenbar eine tief greifende Wirkung entfaltet, die sich auch auf das Gemüt erstreckt. Dabei ist es interessant zu beobachten, dass gewisse charakteristische Merkmale der ursprünglichen Substanz – des Tieres, des Minerals oder der Pflanze – nach dem Ähnlichkeitsprinzip offenbar auch mit seelischen Phänomenen korrespondieren. Nehmen wir z. B. Kochsalz: Jeder kennt seine Eigenschaft, Wasser zu binden, zu konservieren, Kristalle zu bilden. Das Homöopathikum Natrium chloratum wird nicht nur bei Konstitutionen eingesetzt, deren Beschwerden sich an der See verändern (Salzwasser!), die leicht schwitzen und weinen, sondern auch bei Menschen, die einen früheren Kummer nicht verwinden können und dabei in gewisser Weise innerlich »zur Salzsäule« erstarrt sind (siehe auch S. 56).

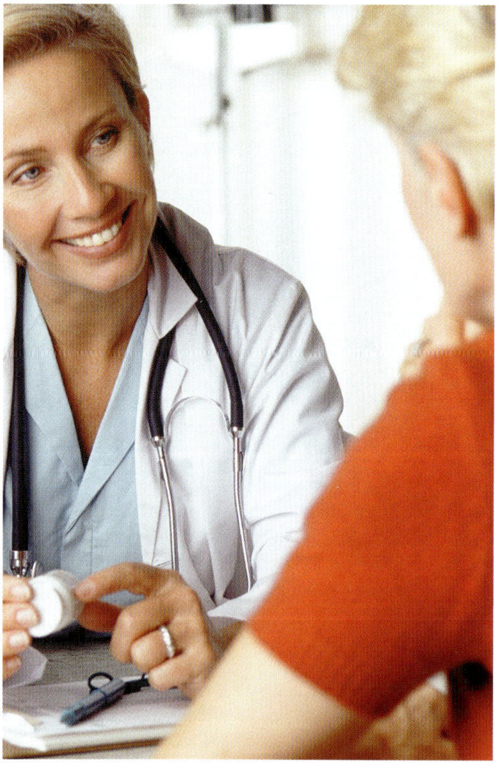

Die Dosierungslehre

Samuel Hahnemann war nicht nur Arzt, sondern auch Apotheker und Chemiker. Deshalb interessierte es ihn besonders, wie Arzneistoffe wirkten, wie Arzneimittel hergestellt wurden. Ließen sich durch eine neuartige Verarbeitung unerwünschte Nebenwirkungen der oft hoch wirksamen oder gar giftigen Ausgangssubstanzen reduzieren oder vermeiden? Ließ sich die Wirkung des Arzneimittels noch weiter steigern? Bereits in fortgeschrittenem Alter, ent-

Was bedeutet Potenzieren?

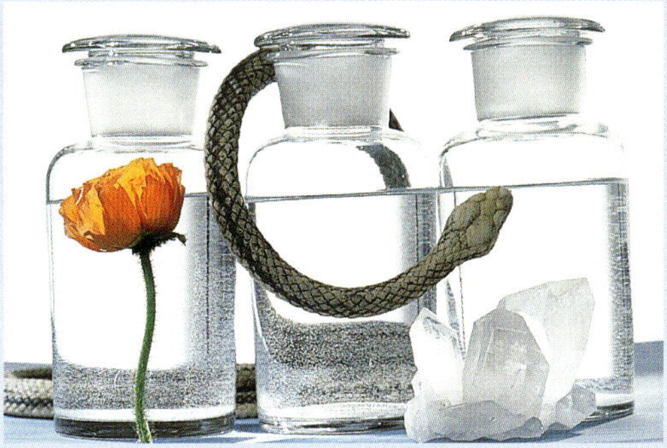

Homöopathika werden aus Mineralien, Pflanzen und tierischen Substanzen hergestellt, die mit einer flüssigen oder festen Trägersubstanz (Alkohol, Wasser, Milchzucker) verrieben oder verschüttelt werden. Je nach dem Verhältnis von Arzneigrundstoff und Trägersubstanz spricht man von einer »Dezimal-Potenz« (1 Teil Arzneimittel, 9 Teile Lösungsmittel, »D«) oder »Centesimal-Potenz« (1 Teil Arzneimittel, 99 Teile Lösungsmittel, »C«). Die Potenzierung erfolgt in Stufen (D12 = 12 Verarbeitungsschritte). Zunehmende Bedeutung gewinnen auch die »LM-« oder »Q-Potenzen«, die vom erfahrenen Therapeuten verordnet und vor allem zur Harmonisierung seelisch-emotionaler Zustände eingesetzt werden. In diesem Ratgeber wird in der Regel zur Einnahme der Arzneimittel in den Potenzen D6 oder D12 geraten.

Optimierte Wirkung

wickelte Samuel Hahnemann eine eigene Verarbeitungsform der Ausgangssubstanzen: die so genannte Potenzierung oder Dynamisierung, bei welcher die ursprüngliche Wirksubstanz in Stufen mit einem Lösungsmittel verschüttelt oder verrieben wird (siehe oben).
In homöopathischen Fachkreisen wird viel über die Wahl der richtigen Potenz diskutiert, und viele Therapeuten arbeiten mit bevorzugten Verdünnungsstufen. Grundsätzlich gilt aber, dass niedrige Potenzen besonders im organisch-körperlichen Bereich eingreifen. Höhere Potenzen wirken zwar stärker, insbesondere im seelischen Bereich, sie können jedoch bei falscher Mittelwahl (im Sinne einer Arzneimittelprüfung) auch unerwünschte und anhaltende Wirkungen haben. Ihr Einsatz sollte deshalb ausschließlich durch den erfahrenen homöopathisch arbeitenden Arzt oder Heilpraktiker erfolgen.

Wie wirkt die Potenzierung?

Je höher also die Zahl hinter dem »D« oder »C« eines homöopathischen Mittels, desto geringer die Menge der darin enthaltenen Ursub-

stanz, desto tiefgreifender die Wirkung. – Aber wie soll das funktionieren, dass ein solches Arzneimittel hilft und sogar besonders stark wirkt? – Ist schon der Grundsatz der Ähnlichkeitsregel ungewöhnlich, so verursacht das Prinzip der Potenzierung meist ungläubiges Kopfschütteln.
Nach Hahnemanns Vorstellung wird durch die Potenzierung die Arzneikraft des Wirkstoffes zwar materiell abgeschwächt, was zu verminderten Nebenwirkungen führt, dadurch aber dynamisch wirksamer: »*Diese merkwürdige Veränderung in den Eigenschaften der Naturkörper durch mechanische Einwirkung ... entwickelt die latenten, vorher unmerklich wie schlafend in ihnen verborgen gewesenen dynamischen Kräfte*«. Und da nach seiner Auffassung auch jegliche Krankheit eine zerstörerische, dynamische Kraft darstellt, kommt es nicht auf die Chemie des Arzneimittels, sondern auf ihre Dynamis an, ihre Energie. Über das Kochsalz schreibt er, so werde durch die Verarbeitung das » *... in rohem Zustande indifferente Kochsalz ... eine heroische und gewaltige Arznei, die man nach dieser Zubereitung Kranken nur mit grosser Behutsamkeit reichen darf. Welche unglaubliche und doch thatsächliche Umwandlung! – eine anscheinend neue Schöpfung!*«

Übertragung spezifischer Kräfte

Auch wenn heute noch die Grundlagenwissenschaftler der Hochpotenz-Forschung im Dunkeln tappen, geht man davon aus, das sich die in der Struktur des Arzneimittels enthaltene Information durch das rhythmische Verreiben oder Verschütteln auf das Lösungsmittel überträgt.

Homöopathie – wissenschaftlich bestätigt?

Seit ihrer Entstehung ist die Homöopathie umstritten. Dies liegt vor allem daran, dass der Wirkmechanismus homöopathischer Arzneimittel bis heute nicht genau geklärt ist. Es gibt allerdings mittlerweile eine ganze Reihe nationaler, aber auch internationaler kontrollierter Studien, in denen die Wirkung der Homöopathie getestet wurde. So wurde beispielsweise 2002 in einer deutschen Studie ein homöopathisches Mittel an 62 Patienten, die unter Migräne litten, getestet. Diese erhielten über fünf Monate hinweg entweder das Homöopathikum oder ein Scheinpräparat (Placebo). Ergebnis: Das homöopathische Arzneimittel erwies sich gegenüber dem Placebo eindeutig als überlegen. Die Schmerzhäufigkeit war nach vier Monaten um über 50 Prozent verringert. Die Intensität des Schmerzes hatte sich um rund 20 Prozent reduziert, und das alles ohne Nebenwirkungen!

Möglichkeiten und Grenzen der Homöopathie

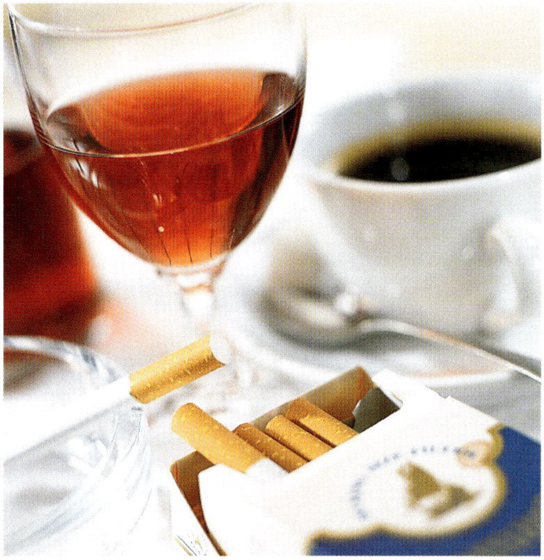

Gezielte Stimulation

Homöopathische Arzneimittel sollen als individuell und gezielt gewählte Reize die Regulationsfähigkeit des Organismus anregen. Damit setzt der Erfolg der Therapie eine richtige Mittelwahl, aber auch eine gewisse Regulationsfähigkeit des Organismus voraus. Dies bedeutet jedoch, dass jeder, der auf eine homöopathische Behandlung setzt, zusätzlich selbst aktiv werden muss. Wer sein Nervensystem mit langen Nächten, literweisem Kaffeegenuss und einem Leben ohne Pause strapaziert, dem wird auch das homöopathische Kügelchen – selbst wenn es richtig gewählt ist – keinen allgemeinen Umschwung bringen können.

Wer auf Homöopathie setzt, sollte Genussgifte meiden.

Ein Homöopathikum kann je nach Krankheitsbild und Patient durchaus unterschiedlich eingesetzt werden. Dabei ist in manchen Fällen eine homöopathische Behandlung völlig ausreichend, bei anderen Beschwerdebildern hingegen ist es sinnvoller, die Homöopathie lediglich als begleitende Maßnahme zu anderen Methoden einzusetzen. Besonders günstig ist ihr Einsatz bei Regulationsstörungen, beispielsweise bei nervös bedingten Magenschmerzen, bei denen es jedoch noch nicht zu organischen Veränderungen, sprich: einem Magengeschwür, gekommen ist.

Das richtige Mittel finden

Hahnemann schreibt: »*Bei dieser Aufsuchung eines homöopathisch spezifischen Heilmittels sind die auffallenderen, sonderlichen, ungewöhnlichen und eigenheitlichen (charakteristischen) Zeichen und Symptome des Krankheitsfalles besonders und fast einzig fest ins Auge zu fassen.*« (Organon, § 153)

Diese charakteristischen Symptome, die für die Mittelwahl einen besonders hohen Stellenwert haben und stärker gewichtet werden als andere Symptome, bezeichnet man als »Leitsymptome«.

Was sind Leitsymptome?

Leitsymptome bezeichnen sowohl die typischen Charakteristika des Arzneimittelbildes eines homöopathischen Mittels als auch die besonders auffälligen und wichtigen Beschwerden und Merkmale des Patienten. Bei der Mittelwahl ist es das Ziel, eine möglichst große Übereinstimmung zwischen den Symptomen des Betroffenen und dem Mittelbild zu erreichen. Hier einige Beispiele:

- Starke innere Unruhe mit panischer Angst nach Mitternacht ist ein unverwechselbares, typisches Leitsymptom für Arsenicum album (siehe S. 47).
- Das außergewöhnliche Mitfühlen mit dem Leid anderer Menschen lässt an Causticum (siehe S. 50) denken.

Homöopathische Globuli sind winzige Kügelchen.

Bei der Vorstellung der einzelnen Arzneimittel im anschließenden Praxisteil werden die Leitsymptome besonders hervorgehoben, um die Mittelwahl zu erleichtern. So ist beispielsweise für das aus dem Schlafmohn gewonnene Arzneimittel Opium typisch, dass die Beschwerden häufig durch einen Schock ausgelöst wurden, für das Mittel Ignatia,

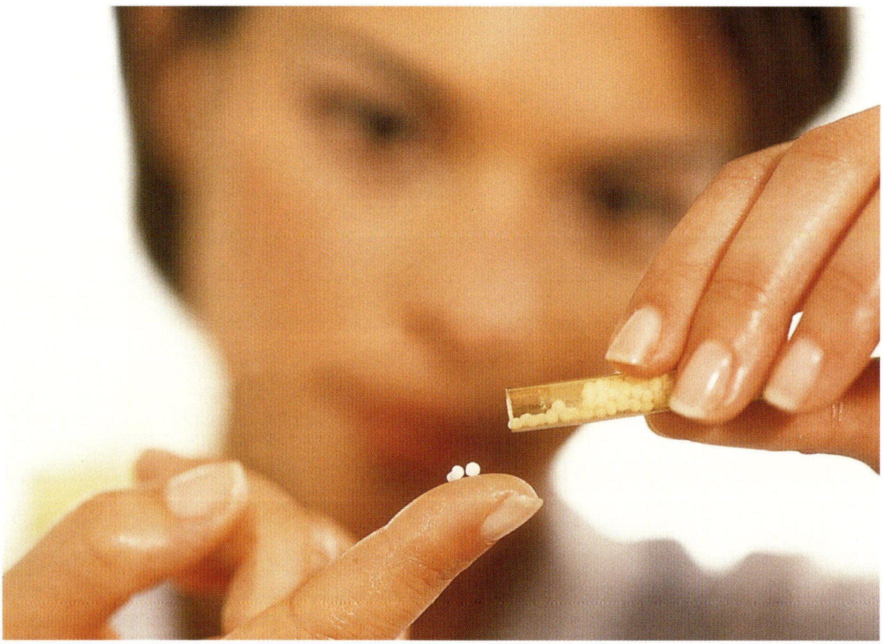

dass ein erschütterndes psychisches Ereignis, wie etwa der Verlust eines geliebten Menschen, voranging.
Ein Leitsymptom des aus dem Kochsalz gewonnenen Mittels Natrium chloratum ist die Verschlechterung der Beschwerden durch Trost, wohingegen bei dem Mittel Pulsatilla Trost und Zuwendung zu einer Besserung des Befindens führen.
Die endgültige Auswahl des homöopathischen Mittels erfolgt nach eingehendem Vergleich des Arzneimittelbildes mit den eigenen Symptomen. Dabei ist jedoch ein einziges Leitsymptom niemals allein für die Mittelwahl entscheidend, es sollten immer mehrere Aussagen zutreffen. – Im Idealfall passt dann das Mittel »wie der Schlüssel zum Schloss«.

Niemals nur ein Symptom

So beurteilen Sie die Wirkung

Ob Sie mit dem ausgewählten Arzneimittel »richtig liegen«, sehen Sie an folgenden Veränderungen:

- Sie fühlen sich besser als vor der Einnahme, frischer, wacher und ausgeglichener, selbst wenn die körperlichen Symptome immer noch bestehen.
- Die Beschwerden bessern sich oder verschwinden völlig – manchmal direkt nach der Einnahme, manchmal erst im Laufe von Tagen.
- Geht es Ihnen erst besser, stagniert der Heilungsprozess dann aber, nehmen Sie das Arzneimittel noch einen Tag ein. Wenn sich auch dann nichts verändert, sollten Sie einen homöopathischen Arzt oder Heilpraktiker aufsuchen.
- Treten die Beschwerden nach anfänglicher Besserung wieder auf, haben Sie mit dem Arzneimittel offenbar doch nicht »ins Schwarze getroffen«. Wenden Sie sich auch in diesem Fall an einen professionellen Behandler.

WICHTIG

Bei akuten Beschwerden kann nach der Einnahme eines homöopathischen Medikaments eine so genannte »Erstverschlimmerung« auftreten, d.h. es kommt für wenige Stunden zu einer Verschlimmerung der Symptome. In diesem Fall wird das Mittel erst danach wieder eingenommen. Tritt das Phänomen der Erstverschlimmerung öfter auf, sollte man sich an einen fachkundigen Therapeuten wenden.

Darreichungsformen

Auch als Salben

Homöopathische Arzneimittel erhalten Sie in der Apotheke als Streukügelchen, Tropfen oder Tabletten. Für die Hausapotheke und die Selbstbehandlung sind Streukügelchen (Globuli) am besten geeignet. Wenn diese jedoch gerade nicht erhältlich sind und Sie nicht auf eine Bestellung warten wollen, lassen sich ohne Probleme auch die anderen Darreichungsformen verwenden.
Die Menge, die von einem homöopathischen Arzneimittel eingenommen wird, bezeichnet man als »homöopathische Gabe«. Diese Gaben sind in ihrer Wirkung gleichwertig (siehe unten stehende Tabelle).

Dosierungsrichtlinien

In diesem Ratgeber werden vorwiegend Arzneimittel in den Potenzen D6 oder D12 vorgestellt, vereinzelt auch D3. Bitte beachten Sie folgende Dosierungsrichtlinien:
▶ **D3- und D6-Potenzen:** dreimal täglich 5 Globuli bzw. 1 Tablette, bei akuten körperlichen Beschwerden bis zu fünfmal täglich.
▶ **D12-Potenzen:** zweimal täglich 5 Globuli bzw. 1 Tablette.
Im Fall akuter, vor allem körperlicher Beschwerden gilt: Sobald Sie das Gefühl bzw. den Eindruck haben, dass sich die Symptome bessern, reduzieren Sie die Einnahmehäufigkeit des Mittels um die Hälfte. Nach etwa zwei bis drei Tagen können Sie es dann ganz absetzen. Handelt es sich jedoch um ein seelisches Tief, psychische oder eher chronische Beschwerden, stellt sich die Besserung meist in kleinen Schritten ein. Um die Ansprechbarkeit des Körpers auf die Arznei zu erhöhen, sollte das

Das entspricht einer »homöopathischen Gabe«

Darreichungsform:	Menge:
Streukügelchen (Globuli)	5 Kügelchen
Tabletten (Tabletta)	1 Tablette
Tropfen (Dilutio)	5 Tropfen
Verreibung (Trituratio)	1 Messerspitze

Achtung: Die Gabe für (Klein-)Kinder unter 6 Jahren sind nur 3 Streukügelchen oder 3 Tropfen auf etwas Wasser.

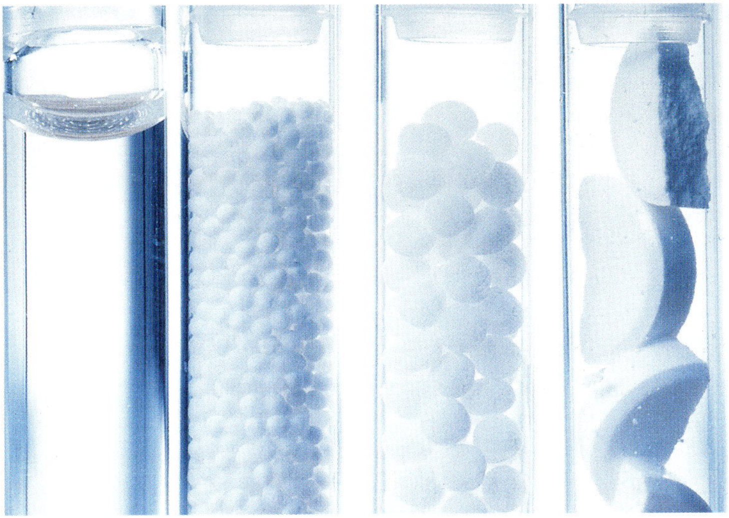

Ob Tropfen, Globuli oder Tabletten – die Wirkung ist gleich.

Mittel dann längstens drei Wochen eingenommen werden. Bestehen darüber hinaus noch Beschwerden – zumeist in abgemilderter Form – kann das Homöopathikum in gleicher Dosierung nach einer einwöchigen Behandlungspause erneut für drei Wochen eingenommen werden. Spüren Sie gelegentlich wieder dieses »innere Rumoren«, können Sie bei Bedarf und Notwendigkeit eine einmalige Gabe des Mittels einnehmen.

Allgemeine Hinweise zur Einnahme von Homöopathika

Plastiklöffel verwenden

- Verwenden Sie für die Einnahme keinen Metalllöffel, sondern einen Plastik- oder Porzellanlöffel. Ansonsten geben Sie die Globuli direkt in den Mund, wenn das Fläschchen einen Dosierverschluss hat, oder Sie schütten sie in den Deckel und nehmen sie hieraus ein.
- Das Arzneimittel nicht einfach schlucken, sondern mit der Zunge in die Wangentasche schieben – die Wirkstoffe werden über die Schleimhaut aufgenommen.
- Eine halbe Stunde vor und nach der Einnahme nichts essen, trinken oder in den Mund nehmen, auch kein Wasser.
- Verzichten Sie während einer homöopathischen Behandlung auf koffeinhaltige Getränke (Kaffee, Coca-Cola) und auf die Anwendung ätherischer Öle, insbesondere menthol- und kampferhaltiger Substan-

zen (Kaugummi, Mundwasser, Zahnpasta, Erkältungsbalsame etc.) und auf die Anwendung von ätherischen Ölen.

▶ Tropfen lassen sich mit etwas Wasser verdünnen.

▶ Da Homöopathika hitze- und lichtempfindlich sind, sollten sie in dunklen Fläschchen oder aber vor Licht und auf alle Fälle vor Hitze geschützt aufbewahrt werden.

Grenzen der Selbstbehandlung

Mittelwahl nicht immer einfach

Nicht immer ist es leicht, das richtige Mittel zu wählen. Deshalb sollten Sie im Zweifelsfall stets einen Homöopathen kontaktieren. Auf alle Fälle sollten Sie bei einer Selbstbehandlung Folgendes beherzigen:

▶ Befinden Sie sich gerade in ärztlicher Behandlung, so sprechen Sie mit Ihrem Arzt über Ihren Wunsch, sich unterstützend homöopathisch selbst zu behandeln.

▶ Nehmen Sie möglichst nur ein einziges homöopathisches Mittel ein. Bei ausbleibender Besserung sollten Sie nicht wahllos mehrere Mittel ausprobieren.

▶ Lassen Sie sich ausschließlich von einem professionellen Homöopathen behandeln, wenn Sie schwanger sind, an einer chronischen Krankheit leiden, älter und gebrechlich sind oder wenn Ihr Allgemeinzustand schlecht ist.

WICHTIG

Treten schwere seelische oder auch körperliche Beschwerden erstmalig bei Ihnen auf und spüren Sie nach dem Lesen dieses Ratgebers: »In dieser Richtung ist etwas los bei mir!«, dann suchen Sie unbedingt Ihren Arzt auf. Scheuen Sie sich nicht, über Ihre seelischen Nöte zu sprechen; auch wenn es Ihnen anfänglich schwer fallen mag.
Kapseln Sie sich nicht ab, sondern vertrauen Sie sich einem guten Freund oder einer guten Freundin an.
Seelische Beschwerden sind kein Grund für Gedanken wie »Mit mir stimmt was nicht, ich bin nicht normal!« Seelische Krisen lassen sich durchaus gut behandeln – je nach Grad der Beschwerden allein mit homöopathischen Mitteln oder auch zusammen mit pflanzlichen oder chemisch-synthetischen Medikamenten.
Suchen Sie unbedingt einen Arzt auf, wenn Sie das Gefühl haben, das Leben und alles um Sie herum mache keinen Sinn mehr!

Darauf sollten Sie besonders achten

Geduld ist notwendig

Meistens bestehen seelische Beschwerden schon längere Zeit vor dem homöopathischen Behandlungsbeginn. Da die Homöopathie eine Regulationstherapie ist, kann es durchaus Tage dauern, bis Sie auf das Mittel ansprechen und Körper und Seele wieder »ins Lot« kommen.
Und noch etwas: Wenn Ihnen Ihr Arzt ein chemisch-synthetisches Antidepressivum oder Beruhigungsmittel verordnet hat, dann nehmen Sie dieses Medikament nach ärztlicher Anweisung unbedingt weiter! Sie können trotzdem das homöopathische Arzneimittel zusätzlich einnehmen, beide Behandlungsmethoden schließen sich nicht grundsätzlich aus.

Das richtige Mittel kann die innere Ausgeglichenheit wiederherstellen.

Lesen Sie sich in Ruhe oder am besten zusammen mit jemand, der Ihnen nahe steht, die für Sie infrage kommenden Arzneimittel durch, und überlegen Sie ebenfalls am besten gemeinsam, bei welcher Mittelbeschreibung Sie sich am meisten wiederfinden. Und bedenken Sie: Nicht alle geschilderten Beschwerden müssen bei Ihnen vorhanden sein. Orientieren Sie sich deshalb auch an den jeweiligen Überschriften.

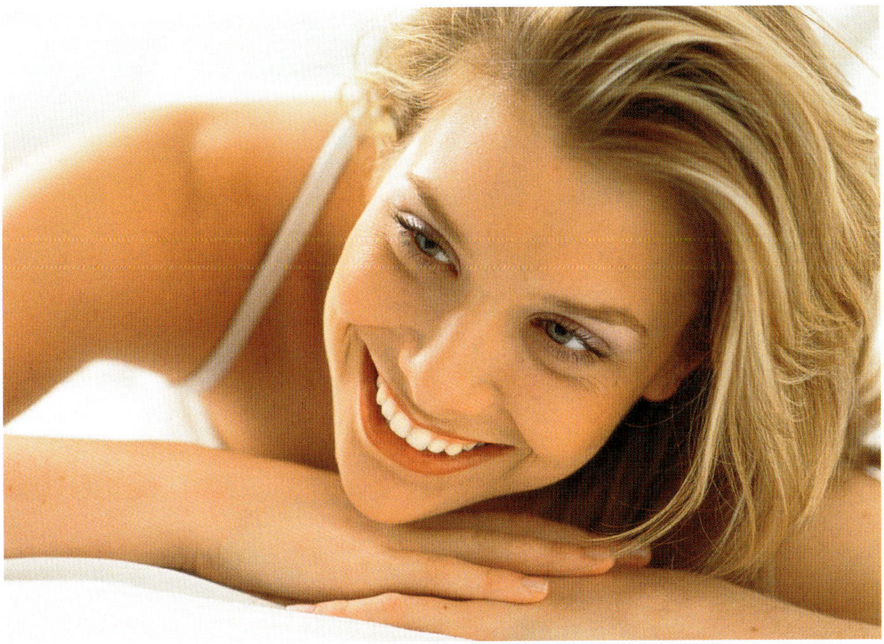

Das ist wichtig für die Wahl des richtigen Mittels

Welche Signale senden Ihnen Ihre Seele und Ihr Körper? Was verbessert oder verschlechtert Ihr Befinden? – Je genauer Sie Ihre Beschwerden kennen und die Umstände, unter denen sie auftreten, beschreiben können, desto leichter finden Sie das richtige homöopathische Mittel für Ihre Situation. Eine Hilfestellung bei der Selbstbeobachtung bieten Ihnen die folgenden Fragen. Anhand dieser können Sie Ihr persönliches Beschwerde-Profil erstellen:

- Welche Beschwerden haben Sie? Wie sehen die Beschwerden genau aus und seit wann bestehen sie?
- Wann treten die Beschwerden auf? Gibt es einen Auslöser wie z. B. kalte Füße? Nasses Wetter? Wind? Ein aufregendes Ereignis oder außergewöhnliches Erlebnis? Sind Kummer und Sorgen Auslöser Ihrer Beschwerden? Verstärken sich die Symptome nachts?
- Treten Ihre Beschwerden dauernd oder periodisch auf? Gibt es einen Zusammenhang mit hormonellen Veränderungen wie etwa bei der Menstruation oder in den Wechseljahren?
- Ist Ihr Allgemeinbefinden beeinträchtigt? Fühlen Sie sich matt, müde, schläfrig?
- Gibt es in Ihrer Familie jemanden, der unter ähnlichen Symptomen leidet (Eltern, Geschwister, Großeltern, Tanten oder Onkel)?
- Was verbessert oder verschlechtert Ihr Befinden? Wärme – Kälte? Nähe – Distanz? Ruhe – Ablenkung? Essen – Fasten? Trinken – Nicht-Trinken? Hängt Ihr Befinden von der Tageszeit ab?
- Gibt es besonders auffallende oder paradoxe Symptome? Beispiele hierfür sind: Brechreiz bessert sich durch Essen, Kopfschmerz bessert sich durch Bücken ... – Solche Symptome gelten in der Homöopathie als besonders »wertvoll«, da sie schnell zum richtigen Mittel führen können.
- Haben Sie Schmerzen? Wo sitzen diese? Wie sind sie geartet: Stechend? Bohrend? Brennend? Pochend? Ziehend? Reißend? Dumpf? Krampfartig? Treten sie plötzlich auf? Steigern sie sich langsam?
- Gibt es Absonderungen? Wenn ja, wie sehen diese aus?

- Haben Sie Hautprobleme? Neigen Sie zu trockener oder fettiger Haut? Leiden Sie unter Hautunreinheiten, Ekzemen oder Neurodermitis?
- Haben Sie Hunger? Auf kalte oder warme Speisen, Süßes oder Salziges? Haben Sie viel oder wenig Durst? Auf Kaltes oder Warmes? Vertragen Sie fette Speisen?
- Haben Sie eine geregelte Verdauung? Reagieren Sie auf Aufregungen und Stress mit häufigen Toilettengängen?
- Leiden Sie regelmäßig unter Kopfschmerzen oder Migräne? Sind Sie wetterfühlig?
- Neigen Sie zu Erkältungen oder Entzündungen?
- Frieren Sie leicht? Oder sind Sie eher »heißblütig«? Bevorzugen Sie eher warme Anwendungen (z. B. Wärmflasche) oder kalte Anwendungen (z. B. kalte Dusche)?
- Wie ist Ihre Stimmung? Sind Sie ruhig oder unruhig? Sind Sie in sich gekehrt? Ziehen Sie sich zurück, oder suchen Sie Nähe? Haben Sie »nah am Wasser gebaut«? Fühlen Sie sich gereizt und angespannt? Sind Sie ängstlich oder schreckhaft? Fühlen Sie sich benommen wie hinter einer Glaswand?
- Können Sie schlafen? Wie ist Ihr Schlaf: tief und fest oder leicht und unruhig? Wachen Sie zwischendurch auf? Fühlen Sie sich morgens erholt? Wie viel Schlaf brauchen Sie?
- Erinnern Sie sich an Ihre Träume? Gibt es wiederkehrende Motive? Haben Sie Alpträume?
- Sind Sie gerne in Gesellschaft? Fühlen Sie sich auch in größeren Menschenansammlungen wohl? Können Sie das Alleinsein genießen, oder versuchen Sie es zu vermeiden?
- Wenn Sie sich ärgern, machen Sie Ihrem Unmut spontan Luft, oder schlucken Sie den Ärger herunter?
- Können Sie Kränkungen, Kummer schnell verarbeiten und vergessen, oder beschäftigten Sie sich noch lange damit?
- Können Sie sich gut konzentrieren? Oder schweifen Ihre Gedanken leicht ab?

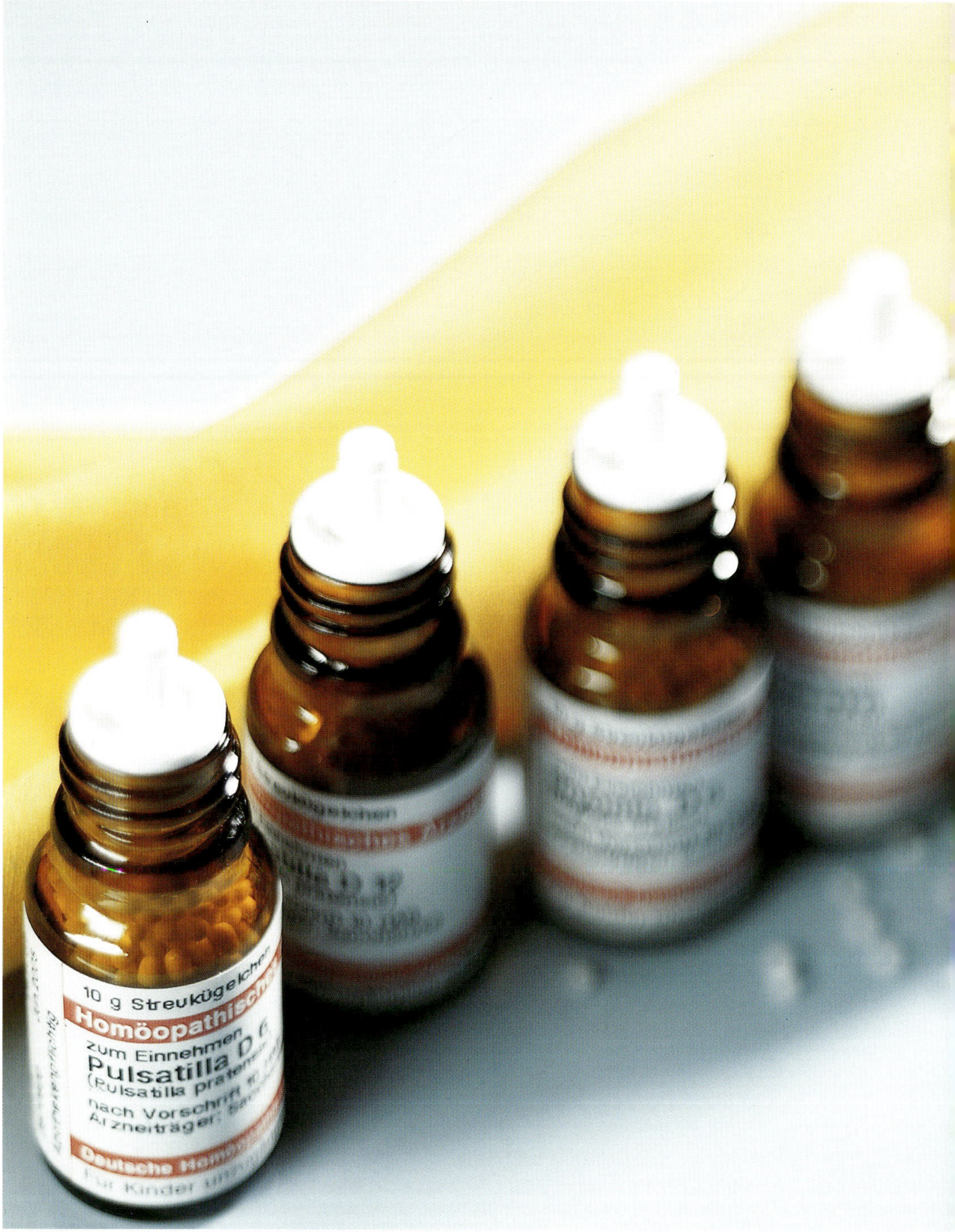
zum Einnehmen
Pulsatilla D 6

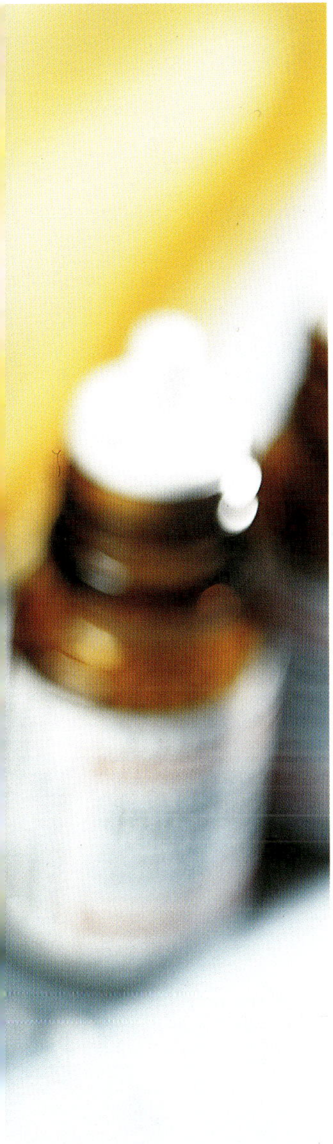

Typgerechte Hilfe: Konstitutionsmittel

Wie der Schlüssel zum Schloss – so passt im Idealfall das gewählte homöopathische Mittel zu der Konstitution eines Menschen und zu seinem Beschwerdebild. Homöopathische Konstitutionsmittel sprechen den Menschen in seiner Gesamtheit an. Dabei werden körperliche, geistige und seelische Eigenschaften ebenso berücksichtigt wie Charaktermerkmale und das äußere Erscheinungsbild.

Konstitutionsmittel im Überblick

Einige tief greifende homöopathische Arzneimittel wirken bei bestimmten menschlichen Konstitutionen besonders gut. Deshalb tragen sie auch die Bezeichnung »Konstitutionsmittel«. Im Folgenden werden 17 Konstitutionsmittel vorgestellt, die in ihrem Arzneimittelbild einen besonderen Bezug zur Psyche haben.

Das sollten Sie wissen

Leitsymptome sind wichtig

Damit Sie das richtige Mittel für sich finden, sind umfassende Informationen zu den einzelnen homöopathischen Substanzen unerlässlich. Um Ihnen hierbei den Überblick und die Wahl zu vereinfachen, sind in diesem Kapitel die Beschreibungen der Mittel deshalb immer gleich aufgebaut: Zunächst erfahren Sie etwas über die Ausgangssubstanz. So gewinnen Sie einen Eindruck, was sich ursprünglich hinter den kleinen Kügelchen, Tropfen oder Tabletten verbirgt – etwa der leicht entflammbare Phosphor, das gefährliche Arsen, das berauschende Opium. Weiter sehen Sie, auf welches Körpersystem das homöopathische Arzneimittel besonders wirkt, zu welchen Organen es also einen engen Bezug hat. Sie lernen die Leitsymptome kennen und erfahren, wodurch die Beschwerden ausgelöst, verschlimmert und verbessert werden; denn auch dieses Wissen ist wichtig für die Wahl des Mittels. Schließlich sind die Anwendungsgebiete aufgeführt. Hierbei wurden objektive Krankheitsbezeichnungen durch subjektive Beschwerden ergänzt.

WICHTIG

Haben Sie das Gefühl, dass Sie mithilfe der Homöopathie Ihr inneres Gleichgewicht wieder finden können? Dann gibt es zwei Möglichkeiten für Sie:

- Die Anwendung homöopathischer Mittel ist „Neuland“ für Sie, und Sie fühlen sich unsicher: Wenden Sie sich an einen erfahrenen, homöopathisch arbeitenden Arzt oder Heilpraktiker.
- Sie behandeln sich selbst.

In diesem Fall beachten Sie die Dosierungs- und Anwendungshinweise auf S. 36/37.

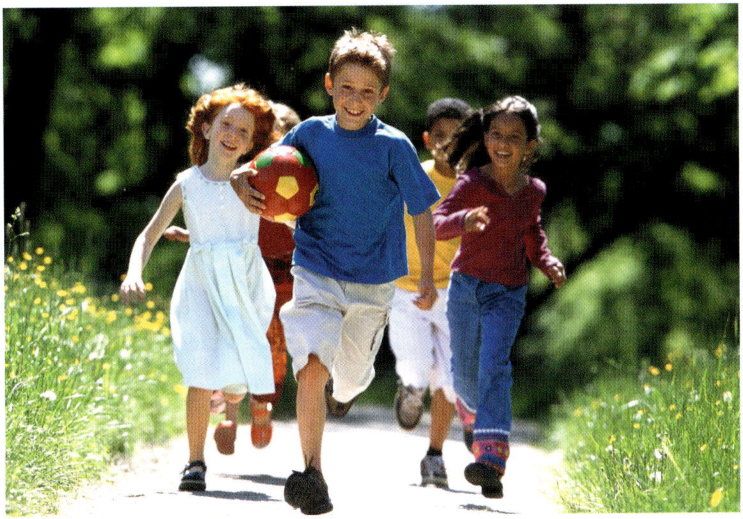

Kinder sprechen gut auf homöopathische Mittel an.

Richtig dosieren

Haben Sie »Ihr« Mittel gefunden, stellt sich die Frage nach der richtigen Potenz. Bei den hier aufgeführten Konstitutionsmitteln ist es in der Regel die D12. Zwar können auch sehr viel höhere Potenzen eingenommen werden, diese erfordern jedoch die Verordnung durch einen erfahrenen Homöopathen.

Natürlich eignen sich alle Mittel, wenn sie nach dem Grundsatz »Ähnliches mit Ähnlichem« auf die vorherrschenden Beschwerden passen, auch für Kinder. Trotzdem ist hier von einer konstitutionell ausgerichteten Behandlung »im Selbstversuch« abzuraten. Denn Eltern neigen dazu, ihre Sprösslinge anders wahrzunehmen als ein unbefangener Dritter. Deshalb empfiehlt es sich, einen erfahrenen homöopathischen Therapeuten aufzusuchen. Außerdem tut es gerade bei den eigenen Kindern auch einmal gut, die Verantwortung abzugeben!

Keine objektive Wahrnehmung

Besonders wichtige Homöopathika

Werden in der Homöopathie auch mehr als 2000 Heilsubstanzen eingesetzt, gibt es dennoch einige besonders »große« homöopathische Mittel, die für häufig auftretende seelische Zustände infrage kommen. Nachfolgend erhalten Sie einen Überblick über diese wichtigen Konstitutionsmittel.

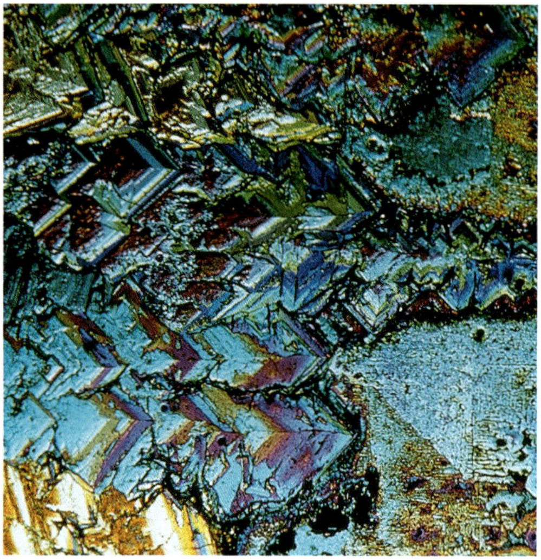

Silbernitrat ist auch als »Höllenstein« bekannt.

Argentum nitricum

Ausgangssubstanz: Kennen Sie den Silbernitrat-Puder, der auf den Säuglingsnabel gestreut wird, damit dieser besser eintrocknet und abheilt? Und erinnern Sie sich daran, dass man hierbei sehr aufpassen und die zarte Babyhaut der Umgebung eincremen musste, um sie vor überschüssigem Puder zu schützen? Dann haben Sie eine gewisse Vorstellung von Argentum nitricum, dem Silbernitrat, mit dem früher in der Medizin Geschwüre weggeätzt wurden.

Bezug zu: zentralem Nervensystem (Gehirn und Rückenmark), Schleimhäuten, Magen und Herz-Kreislauf-System

Leitsymptome: Argentum nitricum passt zu ängstlichen, nervösen, blassen, mageren Menschen, die sich in einem schlechten Allgemeinzustand befinden. Diese neigen zu psychosomatischen Beschwerden, besonders Schwindel und Gliederzittern. Das Herz scheint vor Aufregung und Angst zu »zerspringen«. Die Ängstlichkeit zeigt sich in vielen Lebensbereichen: Oftmals tritt sie in engen Räumen oder auf Brücken auf. Auch fürchtet sich der Argentum-nitricum-Typ vor bestimmten Orten und Menschenansammlungen. In warmen Räumen hat er das Gefühl zu »ersticken«.

Unsicherheit und Unrast

Ein schwaches Gedächtnis und Examensangst sind ebenfalls typisch. Vor Prüfungen sind die Angst und innere Unruhe so groß, dass er häufig Wasser lassen muss oder sogar unter Durchfall leidet.

Auf der körperlichen Ebene fallen vor allem Schleimhauterkrankungen auf wie etwa Geschwüre. Typisch ist das große Verlangen dieses Menschen nach Süßem, das ihm körperlich allerdings

Argentum-nitricum-Typ:

Das »nervöse Hemd«, ängstlich, übervorsichtig, überempfindlich, mutlos vor jeder Aufgabe, von Zukunftsängsten geplagt, hektisch.

nicht bekommt: Der Magen wird sauer, und die Magensäure brennt bis in die Speiseröhre hinauf. Der Bauch bläht sich wie eine Trommel auf. Die Magenschleimhaut wird jedoch auch durch Ärger und Aufregung angegriffen, die nach außen kein Ventil finden.

Typischer Auslöser der Beschwerden: bevorstehende Ereignisse

Beschwerden schlimmer: nachts und morgens; durch Wärme und Rechtsliegen. Süßes und Zucker verschlimmern Magen- und Darmbeschwerden.

Beschwerden besser: durch Abkühlung; im Freien; durch Linksliegen und Druck

Anwendungsgebiete: Schwäche des vegetativen Nervensystems, Schwindel, Konzentrationsschwierigkeiten, Lampenfieber, innere Unruhe und Ängstlichkeit, nervöse Herzbeschwerden, Kopfschmerzen mit dem Gefühl, als sei der Kopf größer, Heiserkeit durch Überanstrengung, Magenschleimhautentzündung, Magen-Darm-Entzündungen mit »knalligem Aufstoßen«, Blähungen, Durchfall

Arsenicum album

Ausgangssubstanz: Arsen ist ein Gift, das bei akuten Vergiftungen zu heftigen Schmerzen im Magen-Darm-Trakt, zu anhaltendem Brechdurchfall, heftigem Schwindel und zu großer Mattigkeit führt. Chronische Arsenvergiftungen zeigen sich vor allem in Erkrankungen der Nerven und der Haut.

Bezug zu: zentralem Nervensystem (Gehirn und Rückenmark), Atemwegen, Verdauungstrakt, Nieren, Geschlechtsorganen, Haut und Herz

Leitsymptome: Der Arsenicum-album-Typ ist lebhaft, agil und sensibel, wird jedoch von großer Angst und Ruhelosigkeit sowie von Schreckhaftigkeit geplagt. Er ist extrem pünktlich, ordentlich und gewissenhaft bis hin zur Pedanterie. Weil er alles so genau nimmt, reagiert er schnell überempfindlich. Angst und Verzweiflung sind ebenso typisch für ihn. Insbesondere nachts über-

Arsen ist ein weißes, sehr starkes Gift.

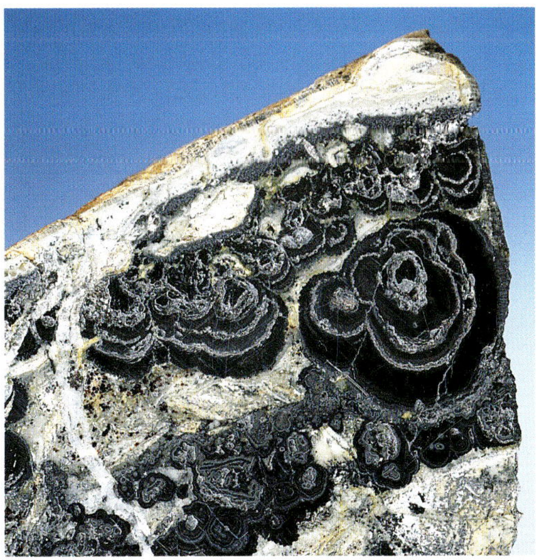

Arsenicum-album-Typ:

Hat panische Angst und quälende, innere Unruhe; fühlt sich gehetzt, ist rastlos, angespannt und verkrampft; hat Sorge um die eigene Gesundheit; neigt zu Pedanterie.

kommen ihn Angstzustände, so dass der Schlaf leidet. Von der ständigen Angst und Unruhe wird seine Gesundheit in Mitleidenschaft gezogen.

Der Mensch wirkt abgekämpft

Kennzeichnend auf körperlicher Ebene sind die daraus resultierende Entkräftung und Abmagerung. Typisch für diesen Menschen sind seine scharfen und wund machenden Absonderungen. Auch seine Schmerzen haben einen »brennenden« Charakter. Auffällig ist zudem der unstillbare Durst. Der Arsenicum-album-Mensch trinkt viel, aber wenig auf einmal. Der Geruch von Speisen kann Ekel hervorrufen.

Typische Auslöser der Beschwerden: Aufenthalt an der See; verdorbene Nahrung; Infektionen mit Blutvergiftung

Beschwerden schlimmer: durch Kälte; nach Mitternacht; periodisch; an der See

Beschwerden besser: durch Wärme und frische Luft

Anwendungsgebiete: Angst und Unruhe führen zu den verschiedensten Beschwerden – entsprechend können eine Vielzahl von Erkrankungen durch Arsenicum album behandelt werden: allgemeine Erschöpfung und Auszehrung; nervös bedingte Herzbeschwerden; nächtliche Angst- und Unruhezustände; Atemnot; Schwäche und Zittrigkeit in Zusammenhang mit Herzerkrankungen; Kopfschmerzen; brennende Nervenschmerzen, die sich nachts und bei Kälte verschlimmern; Magen-Darm-Erkrankungen wie Magenschleimhautentzündung, Magen- und Zwölffingerdarmgeschwür, Darmentzündung, die mit großem Durst, starken Erbrechen einhergehen; reiswasserartige Durchfälle und akute Lebensmittelvergiftung

Aurum metallicum

Ausgangssubstanz: Gold – glänzend und wertvoll … Und wer wäre nicht gerne so vollkommen wie dieses Edelmetall? Genau das ist das Thema von Menschen, die homöopathisch potenziertes Gold brauchen. Aurum wird in der Homöopathie bei bedrohlichen depressiven Zuständen eingesetzt – und ist hierbei »Gold wert«.

Bezug zu: zentralem Nervensystem, Atemwegen, Herz-Kreislaufsystem, Verdauungstrakt, weiblichen Geschlechtsorganen, zu

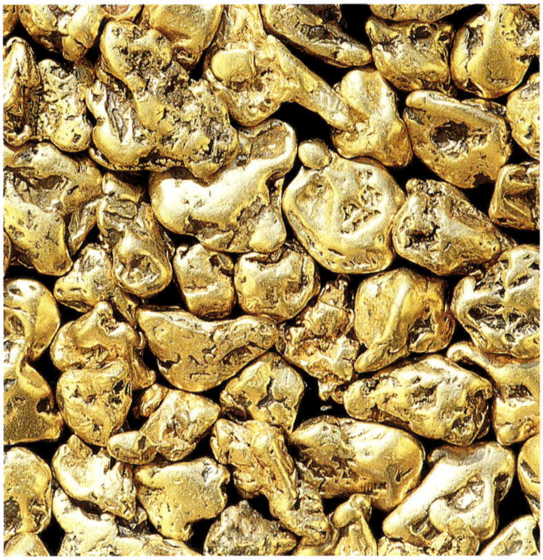

Das Gold wird pulverisiert.

den Muskeln, Bändern, Sehnen und Knochen

Leitsymptome: Körperlich ist der Aurum-Typ kräftig bis untersetzt, mit rotem Kopf und einer Neigung zu hohem Blutdruck.

Der Aurum-Mensch lebt nicht unbedingt auf der Sonnenseite des Lebens, so gerne er auch perfekt wäre, so sehr er auch nach oben strebt und finanziell und materiell orientiert ist. Er ist leistungsstark, pflichtbewusst, verschlossen und schweigsam. Gleichzeitig neigt der Aurum-Typ aber auch zu Jähzorn, reagiert schnell ärgerlich und gereizt. Erfüllt er seine selbst gesteckten, hohen Ansprüche nicht, scheitert er mit seinen Zielen, dann verliert er die Freude am Leben. Er ist niedergeschlagen, ängstlich und mutlos bis hin zur Depression. Das Gefühl des Versagens, der Wertlosigkeit und totalen Hoffnungslosigkeit steigert sich oftmals in eine Todessehnsucht, die bis hin zu ständigen Selbstmordgedanken gehen kann.

Gold hilft demjenigen, der des Lebens überdrüssig ist, der vor sich hin brütet, in der Überzeugung, das Leben habe es nicht gut mit ihm gemeint. Es stärkt den Willen und belebt die natürlichen emotionalen Neigungen wieder, vor allem die Liebe zum Leben.

Positiv denken

Typische Auslöser der Beschwerden: beruflicher Misserfolg; Verdruss, Schreck, Kummer

Beschwerden schlimmer: nachts und frühmorgens; durch Kälte; im Winter

Beschwerden besser: durch Musik; Wärme; Bewegung

Anwendungsgebiete: depressive Verstimmungen; Heimweh; daneben Beschwerden, die durch Bluthochdruck begünstigt wer-

Aurum-metallicum-Typ:

Sieht alles schwarz; hat Angst, ist niedergeschlagen, mutlos. Ist verschlossen, aber manchmal bricht aller Ärger aus ihm heraus. Er ist leistungsstark und leidet sehr unter persönlichem Scheitern.

Hilfe gegen Tinnitus

den, wie Kopfschmerzen, Schwindel, Ohrgeräusche, Zerebralsklerose (Verkalkung der Blutgefäße im Gehirn); bei starkem Herzklopfen, Herzrasen und Herzenge; bei Schlaflosigkeit, Angstträumen, nicht erholsamem Schlaf

Causticum

Ausgangssubstanz: Causticum ist ein Ätzstoff, den Hahnemann selbst entwickelt hat – und zwar aus Marmor, einem jahrhundertealten Gestein! Ätzkalk reagiert auf Wasser und bei der Zufuhr von Luft.
Bezug zu: Nervensystem, Atemwegen, ableitenden Harnwegen, Geschlechtsorganen, Stütz- und Bewegungsapparat, zur Haut
Leitsymptome: Der Causticum-Mensch ist melancholisch, ängstlich und wird von dunklen Vorahnungen und Befürchtungen heimgesucht. Er bricht schnell in Tränen aus und neigt zu Depressionen. Lähmende Müdigkeit, Schwäche und die Furcht vor dem Abend sowie der Dunkelheit sind typisch für ihn. Causticum-Menschen haben einen engen Bezug zum Leiden, auch zum Leid anderer. Den lang anhaltenden Kummer über das Leben, die Sorgen und Hoffnungslosigkeit sieht man ihnen an. Auch wenn der Causticum-Typ ein friedliebender, sanfter Mensch ist, kann er bei Kleinigkeiten extrem aufgebracht reagieren. Er wird dann leicht zänkisch und rechthaberisch. Bei Aufregung neigt er zum Stottern. Er ist unkonzentriert, vergesslich und zerstreut.
Im körperlichen Bereich fallen die trockene Haut und Schleimhaut auf. Häufig ist die Hautfarbe gelblich oder weißlichfahl.

Causticum-Typ:

Melancholisch, vor Kummer wie gelähmt; fürchtet sich abends und im Dunkeln. Muss sich antreiben, etwas zu tun. Hat stark ausgeprägtes Mitgefühl und großen Gerechtigkeitssinn; weint leicht.

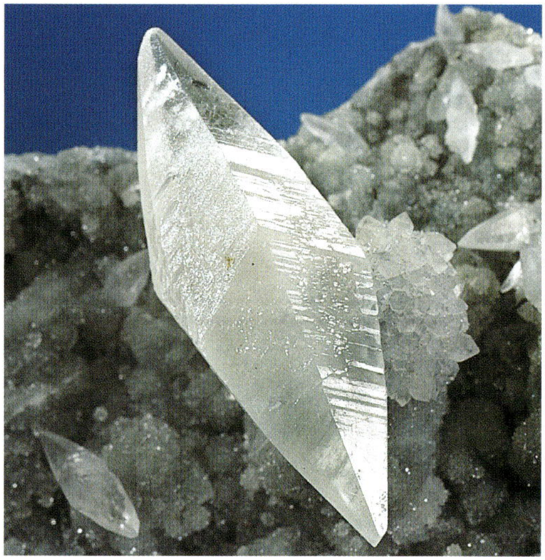

Causticum wird aus Marmorkalk und Kalium hergestellt.

Typische Auslöser der Beschwerden: Kummer und Sorgen; trockene Kälte
Beschwerden schlimmer: abends, morgens zwischen drei und fünf Uhr sowie nach dem Aufstehen; trocken-kaltes Wetter; durch Kälte; Temperaturschwankungen; vor und während der Menstruation; durch Schreck und Aufregung

Verschlechterung durch Zugluft

Beschwerden besser: durch feuchtes Wetter und Wärme (auch Bettwärme)
Anwendungsgebiete: Reißende, brennende Schmerzen, einhergehend mit dem Gefühl von Wundsein; bei Lähmungen der Gesichtsnerven nach Erkältung; bei brennenden und reißenden Kopfschmerzen; Entzündungen am Auge, die mit dem Gefühl der Trockenheit (»Sandkorn im Auge«) einhergehen, Lähmung der Augenlider; Entzündungen des Ohres, verbunden mit Schwellung des Gehörgangs und Ohrgeräuschen. Bei Entzündungen der Atemwege, bei ausgeprägter Heiserkeit, trockenem Husten, Wundheitsgefühl in der Brust; Darmträgheit und Verstopfung; unwillkürlichem Harnabgang beim Husten und Niesen; Menstruationsstörungen; rheumatischen Erkrankungen mit lähmungsartiger Schwäche der Glieder; bei chronischen und trockenen Ekzemen, die verbunden sind mit Brennen und Jucken; Warzenbildung; Wundheilungsstörungen

Chamomilla

Ausgangssubstanz: Die Kamille ist als *das* Mittel bei schmerzhaften Magen-Darm-Beschwerden bekannt. Doch erst die homöopathische Aufbereitung zeigt, dass diese Pflanze besonders dann hilft, wenn das Nervensystem überreizt ist, wenn der Körper nach Beruhigung verlangt.
Bezug zu: zentralem Nervensystem, Atemwegen, Verdauungstrakt, weiblichen Geschlechtsorganen, Stütz- und Bewegungsapparat
Leitsymptome: Der Chamomilla-Typ ist reizbar, unzufrieden,

Die Kamille hat eine allgemein beruhigende Wirkung.

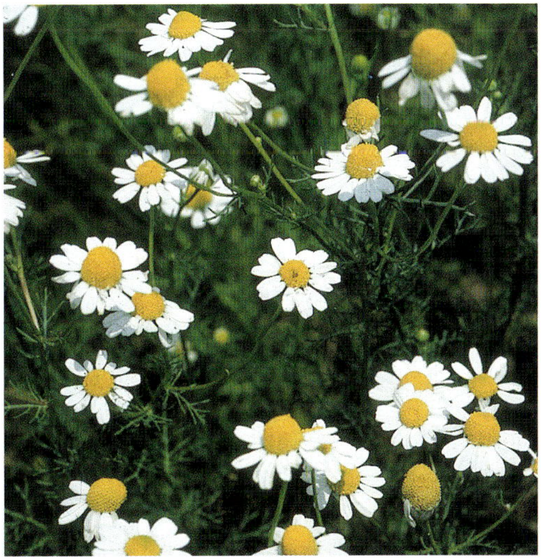

Chamomilla-Typ:
Gereizt, wütend, ärgerlich; sehr schmerzempfindlich; kann nichts ertragen. Der geringste Schmerz ist bereits zu viel und kann nicht ausgehalten werden.

streitsüchtig, ungeduldig, ärgerlich und neigt zu heftigen Wutausbrüchen. Seine Überreiztheit führt zu einer starken Schmerzempfindlichkeit. Auffällig ist zudem seine Neigung zu Gesichtsröte (auch einseitig) sowie einem Hitzegefühl im Gesicht.
Typische Auslöser der Beschwerden: Ärger, Wut, Schmerz, Kaffee
Beschwerden schlimmer: abends und nachts; durch Wärme; Kaffee; Ärger und Anstrengung
Beschwerden besser: durch örtliche Wärme
Anwendungsgebiete: psychisch bedingte Magen-Darmbeschwerden; im Fall von Blähungskoliken mit grün-schleimigen Stühlen; bei Menstruationsbeschwerden mit kolikartigen Schmerzen sowie schlechter Stimmung vor dem Einsetzen der Menstruation; bei Asthmaanfällen, die durch Aufregung bedingt sind; bei Mittelohrentzündung; Gesichtsneuralgie, wobei die schmerzende Seite heiß und rot ist; Bindehautentzündung; neuralgische Zahnschmerzen (z. B. durch Erkältung bedingt)

Auch bei Wehenschmerzen

Cimicifuga

Ausgangssubstanz: Die Cimicifuga-Pflanze ist in Nordamerika beheimatet. Dort wird sie seit langem u. a. zur Erleichterung der Entbindung eingesetzt. Weil Cimicifuga eine besondere Wirkung auf die weiblichen Hormondrüsen hat, findet sie bei uns im Fall von Menstruationsstörungen sowie bei Beschwerden in der Schwangerschaft und in den Wechseljahren Verwendung. Das homöopathische Mittel wirkt besonders bei psychischen Problemen im Zusammenhang mit weiblichen Hormonschwankungen und -umstellungen.

Cimicifuga wird ebenso als Traubensilberkerze bezeichnet.

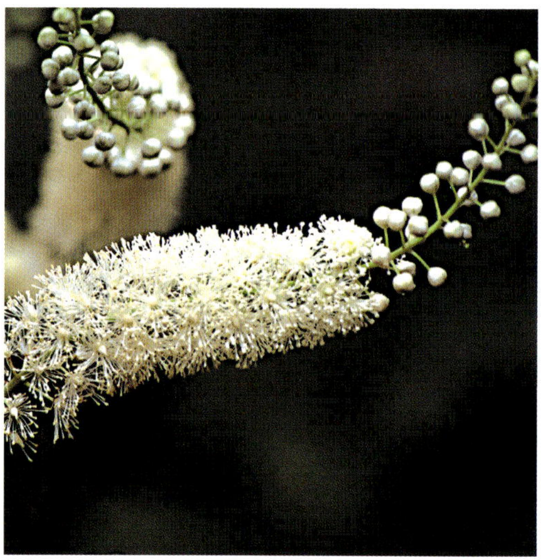

Cimicifuga-Typ:

Niedergeschlagen und ängstlich; ist reizbar, rastlos, nervös, launisch. Neigt zu Geschwätzigkeit, ist dabei sprunghaft; alles im Leben wird zum Problem.

Bezug zu: weiblichem Hormonsystem, Nervensystem, Verdauungstrakt sowie Stütz- und Bewegungsapparat
Leitsymptome: Der Cimicifuga-Typ ist nervös, ruhelos, launenhaft, reizbar, und er neigt zu Schwermütigkeit (»sieht alles schwarz«). Er redet manchmal extrem viel und ist dabei sprunghaft. Die Symptome bei Cimicifuga-Menschen wechseln häufig und treten vorrangig links auf. Sie reagieren empfindlich auf Lärm ebenso wie auf Schmerzen.
Typische Auslöser der Beschwerden: Liebeskummer, Überanstrengung, Veränderungen im Hormonhaushalt (Schwangerschaft und Geburt, Pubertät, Klimakterium)
Beschwerden schlimmer: durch Schreck und Erregung; Kälte und Nässe; während der Menstruation; durch Alkohol
Beschwerden besser: Wärme; Essen; Ruhe
Anwendungsgebiete: bei depressiven Verstimmungen, Niedergeschlagenheit, Angstzuständen; Schlafstörungen und Schlaflosigkeit; Unruhe und Geschwätzigkeit; Kopfschmerzen und Migräne (wobei die Schmerzen in Hinterkopf und Nackenmuskulatur ausstrahlen); bei Menstruationsstörungen, vorzeitigen Wehen, drohender Fehlgeburt sowie Wochenbettdepression; bei Herzbeschwerden, wie z. B. Unruhe und Druckgefühl in der Herzgegend; bei Darmbeschwerden und bei rheumatischen Beschwerden, vor allem der Muskulatur

Conium maculatum

Der Gefleckte Schierling ist in Europa, Asien und Nordafrika beheimatet.

Ausgangssubstanz: Conium maculatum ist der hochgiftige Gefleckte Schierling. Das Reichen des Schierlingsbechers war in der

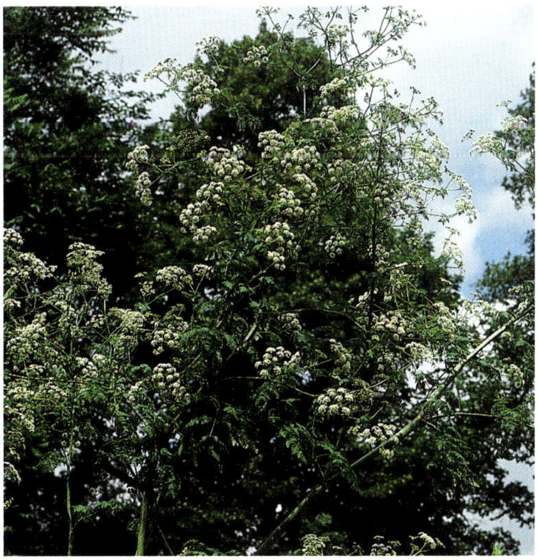

Conium-maculatum-Typ:

Er verharrt und spürt kein Licht, keine Sonne; hat keine Hoffnung mehr, grübelt vor sich hin; ist griesgrämig; ohne Interesse.

Antike eine verbreitete Form der Todesstrafe; auch der Philosoph Sokrates starb daran. Die Schilderungen seines Todes zeigen: Bei dieser Art der Vergiftung werden erst die Beine empfindungslos und gelähmt, dann die Arme und schließlich – bei vollem Bewusstsein – die Atemwege, so dass der Tod durch Ersticken eintritt.

Bezug zu: Nervensystem, Atemwegen, ableitenden Harnwegen, Geschlechtsorganen, Haut

Leitsymptome: Der Conium-maculatum-Mensch ist mürrisch, gleichgültig, unglücklich und traurig. Er ist verhärtet, freudlos, griesgrämig und wird von Versagensängsten geplagt. Obwohl er Gesellschaft meidet, hat er Angst vor dem Alleinsein.

Häufig Schuldgefühle

Typische Auslöser der Beschwerden: So wie das Schierlingsgift die Nerven angreift und die Lähmung von den Füßen her allmählich aufsteigt, entsprechen diese Beschwerden auch dem Arzneimittelbild von Conium maculatum. Dabei handelt es sich ganz allgemein um geistige und körperliche Abbauvorgänge des fortgeschrittenen Alters, etwa um Missempfindungen in Beinen und Armen, die durch Arteriosklerose (Gefäßverkalkung) bedingt sind. Auch andere Altersbeschwerden, wie sich langsam entwickelnde Gedächtnisschwäche (nicht fähig zu längeren geistigen Anstrengungen), allgemeine Interesselosigkeit, Apathie, Zittern und Gliederschwäche, Koordinationsstörungen bei Bewegungen und Schwindel zählen dazu.

Nachlassende Konzentration

Beschwerden schlimmer: nachts und morgens nach dem Erwachen; durch Schlaf; Kälte; Anstrengung; Ruhe; Alkohol

Beschwerden besser: durch Essen; Wärme; Bewegung; Aufenthalt in der Sonne

Anwendungsgebiete: Schwindel (besonders bei Lageveränderungen); bei Zittern, lähmungsartiger Gliederschwäche; Unsicherheit beim Gehen; Schmerzen an Muskeln und Gelenken; bei Augenerkrankungen; Altershusten sowie Lungenaufblähung (Emphysem); nach Tuberkulose; bei Verdauungsstörungen mit Verlangen nach Saurem; Prostatavergrößerung; Potenzstörungen; Harnentleerungsstörungen; Ausfluss; Ekzemen; ständigem Schwitzen; Arteriosklerose; Angst vor Erkrankung

Ignatia

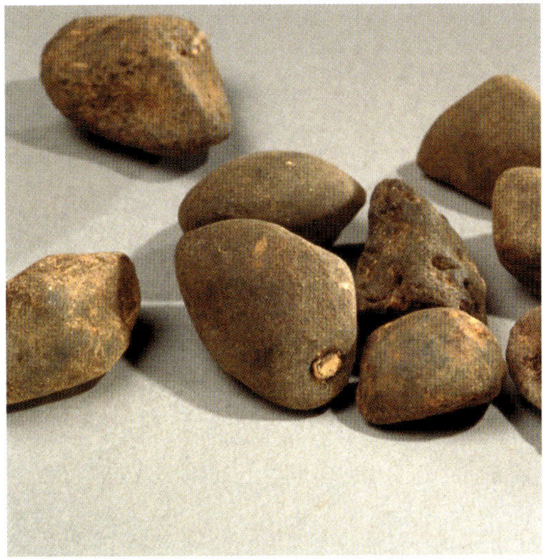

Ausgangssubstanz: Ignatia, die Ignazbohne, enthält in ihren Samen Strychnin. Die Pflanze, ebenso wie das homöopathische Mittel, haben eine starke Wirkung auf die Nerven.
Bezug zu: zentralem Nervensystem, Verdauungstrakt
Leitsymptome: Wegweisend für die Wahl dieses Mittels sind Traurigkeit, enttäuschte Liebe und akuter Kummer; wenn es aufgrund eines psychischen Erlebnisses (wie Heimweh, Liebeskummer, dem Verlust eines geliebten Menschen) zu psychosomatischen Beschwerden kommt; bei dem Gefühl, einen »Kloß im Hals« zu haben. Auffallend sind auch die Stimmungsschwankungen von Menschen, die Ignatia brauchen: Lachen und Weinen wechseln sich ab, ja sogar Lach- und Weinkrämpfe. Der meist weibliche Ignatia-Typ will jedoch mit seinem Kummer allein sein. Ganz typisch ist auch das häufige Seufzen. Oftmals können paradoxe Symptome auftreten wie z. B. Brechreiz, der durch Essen besser wird, oder Kopfschmerz, der durch Nachuntenhalten des Kopfes nachlässt.

Heimlicher Kummer

Die Ignazbohne wächst nur auf wenigen Inseln der Philippinen.

Ignatia-Typ:

Der seit kurzem bestehende, starke Kummer, Trauer, die akute Kränkung mit Kloßgefühl im Hals, Enttäuschung, emotionaler Stress; grundlose Lach- und Weinkrämpfe.

Typische Auslöser der Beschwerden: psychische Ereignisse
Beschwerden schlimmer: morgens; durch Kälte; Berührung; Genussmittel; schlimmer durch das Denken an Beschwerden; Aufregung, Kummer, Sorgen
Beschwerden besser: beim Essen; durch Lagewechsel
Anwendungsgebiete: psychosomatische Störungen; depressive Verstimmung; Kopfschmerzen; Asthma bronchiale, Kitzelhusten (je mehr man hustet, desto stärker wird der Reiz); Magenschmerzen bis hin zum Magenge-

schwür; Globusgefühl im Hals bis hin zu einem Krampf der Speiseröhre, schlimmer beim Schlucken fester Speisen; Abneigung gegen das gewohnte Tabakrauchen; krampfhaftes Gähnen; Menstruationsstörungen: Blutung dunkel, stark, zu früh; Ischiasbeschwerden

Natrium chloratum

Ausgangssubstanz: Was den Natrium-chloratum-Menschen kennzeichnet, hat durchaus etwas mit dem Salz zu tun: Auf körperlicher Ebene liegt offenbar ein gestörter Salz- und Mineralhaushalt vor. Auf seelischer Ebene erinnert der Natrium-Typ an die »erstarrte Salzsäule«, die – wie die Frau von Lot im alten Testament – im Rückblick auf das Vergangene in stillem Kummer erstarrt ist.
Bezug zu: zentralem Nervensystem, zum Verdauungstrakt, zu den Schleimhäuten und ebenso zur Haut
Leitsymptome: Der Natrium-Typ ist verschlossen, abweisend und depressiv. Er ist nachtragend, mag sich nicht von seinem Kummer, seinen Enttäuschungen und Verletzungen lösen, nicht vergeben und vergessen; dabei ist er schnell gekränkt und verletzt. Wenn er weint, dann geschieht dies im Stillen. Ein ganz auffälliges Kennzeichen ist, dass der Natrium-chloratum-Typ nicht getröstet werden mag. Der ausgesprochen sensible, in sich gekehrte Mensch sucht nicht den Zuspruch von außen, sondern den Rückzug nach innen. Er hat großes Verständnis und Mitgefühl für andere und kann sie gut trösten.

Natrium-chloratum-Typ:

Der Kummer sitzt tief, deshalb ist er lange nachtragend, kann nichts vergessen und nichts verzeihen. Er zieht sich zurück, meidet den Kontakt zu anderen und will nicht getröstet werden; baut eine Mauer um sich herum.

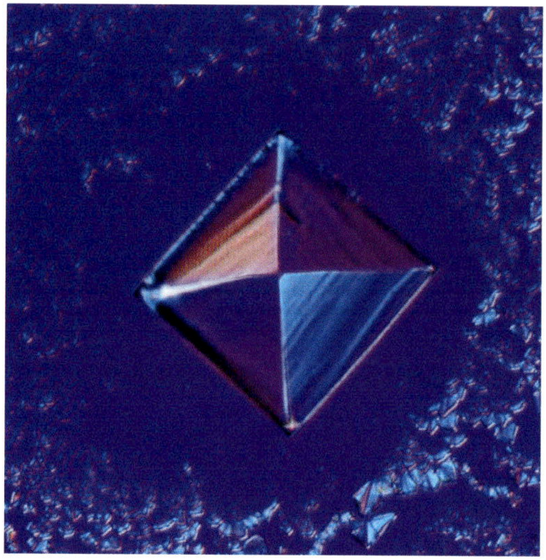

Natrium chloratum ist homöopathisch aufbereitetes Kochsalz.

Auf körperlicher Ebene fällt auf, dass der Betroffene abmagert, obwohl er einen guten Appetit hat (und dabei besonders gerne Würziges isst). Auffällig ist auch der große Durst. Die Zunge ist gefleckt – ein Zeichen von Verdauungsstörungen. Haut und Schleimhäute sind trocken, weshalb sich der Natrium-chloratum-Mensch häufig die Lippen leckt. Gleichzeitig schwitzt er bei der geringsten Anstrengung, was ebenfalls mit dem gestörten Salz-Haushalt zu tun hat.

Typische Auslöser der Beschwerden: psychische Ereignisse wie Kummer, auch Liebeskummer (neigt dazu, sich in die »falsche« Person zu verlieben); Demütigung; Ärger

Beschwerden schlimmer: durch Frost, Hitze und Kälte; morgens und am Spätvormittag; an der See (können sich jedoch auch bessern); durch Anstrengung; Ärger; Zunahme im Frühjahr und Herbst

Verschlimmerung durch Sonne

Beschwerden besser: nachmittags und abends; im Liegen; durch frische Luft; am Meer; durch Fasten und Schwitzen

Anwendungsgebiete: Depression, als Folge von Kummer und Ärger; Ängste, die durch Stress und Überbelastung hervorgerufen werden; periodisch auftretende Kopfschmerzen; jede Bewegung schmerzt; Übelkeit; Augenflimmern; Entzündungen der Augen; Entzündungen der Atemwege mit Hustenreiz, Kitzelhusten und schleimigem Auswurf; Herzbeschwerden mit Kältegefühl und starkem Herzklopfen; Verdauungsbeschwerden; Mundtrockenheit; Durst und Heißhunger; Müdigkeit nach dem Essen; morgendlicher Durchfall oder trocken-harter Stuhl mit Afterschmerzen; Akne, besonders an der Stirn-Haargrenze; Ekzeme, die vor allem in den Gelenkbeugen und hinter den Ohren auftreten.

Nux vomica

Ausgangssubstanz: Die Samen der Brechnuss (Nux vomica) enthalten Strychnin – ein Gift, das

Verwendet werden die getrockneten Samen der Brechnuss.

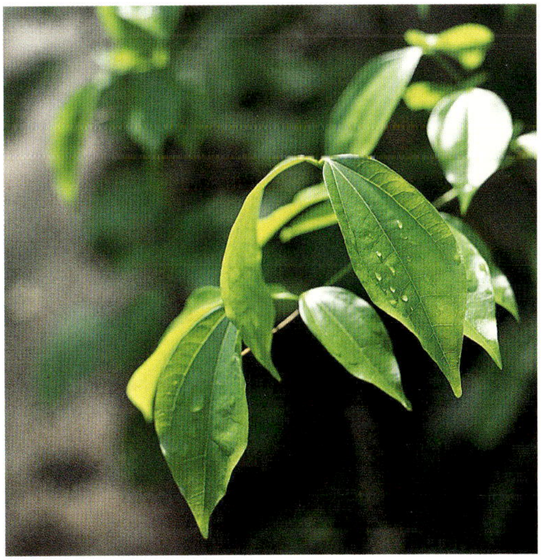

Nux-vomica-Typ:
Dieser Mensch fährt schnell aus der Haut. Er ist gehetzt, überreizt und hat einen Hang zum Konsum von Genussgiften wie starkem Kaffee, Alkohol und Nikotin.

nicht nur in Rattenködern enthalten ist, sondern eine lange Geschichte unter den Rauschmitteln hat. In der Homöopathie hat dieses Mittel einen ganz besonders engen Bezug zu den Nerven, wie übrigens auch zu Menschen, die zu Rauschdrogen greifen.

Bezug zu: zentralem Nervensystem, Leber, Verdauungstrakt, Stütz- und Bewegungsapparat

Nimmt wenig Rücksicht

Leitsymptome: Nux vomica brauchen streitbare, jähzornige Menschen mit cholerischem und hypochondrischem Temperament. Der Nux-vomica-Typ hat eine geringe Reizschwelle, fühlt alles zu stark. Er ist nervös, überarbeitet und gehetzt; ein »Workaholic« mit oftmals sitzender Tätigkeit. Er ernährt sich unregelmäßig, ungesund und scharf gewürzt, konsumiert Kaffee, Tee, Alkohol und Tabak als Aufputsch- oder Beruhigungsmittel, was aber die Beschwerden verschlimmert. Diese Menschen neigen zu Krämpfen und zu Magenschmerzen nach dem Essen. Die Beschwerden treten in regelmäßigen Abständen auf.

Typische Auslöser der Beschwerden: Missbrauch von Genussmitteln (Nikotin, Alkohol) oder Drogen; Völlerei; ständige geistige Überanstrengung

Beschwerden schlimmer: morgens, nach dem Essen, durch Reizmittel, Kälte, kalten und trockenen Wind, Sinnesreizungen, geistige Anstrengung

Beschwerden besser: abends, nach kurzem Schlaf, in Wärme, bei feuchtem Wetter

Auch als »Katermittel« bekannt

Anwendungsgebiete: chronische Nervosität; Schlafstörungen, Kopfschmerzen mit Übelkeit und Brechreiz, besonders am Morgen (z. B. nach einer langen Nacht …); krampfartige Schmerzen im Verdauungsbereich; morgendliches Erbrechen; chronische Überforderung, die mit Niedergeschlagenheit und Angst einhergeht; Hämorrhoiden; vergeblicher Harndrang, Schmerzen beim Wasserlassen; Menstruationsschmerzen; rheumatische Schmerzen

Opium

Ausgangssubstanz: Bei diesem Rauschmittel, das eine Reihe hochwirksamer Alkaloide (pflanzliche Gifte) enthält, drängt sich unweigerlich das Bild der »Opiumhöhle« auf: Schwerer

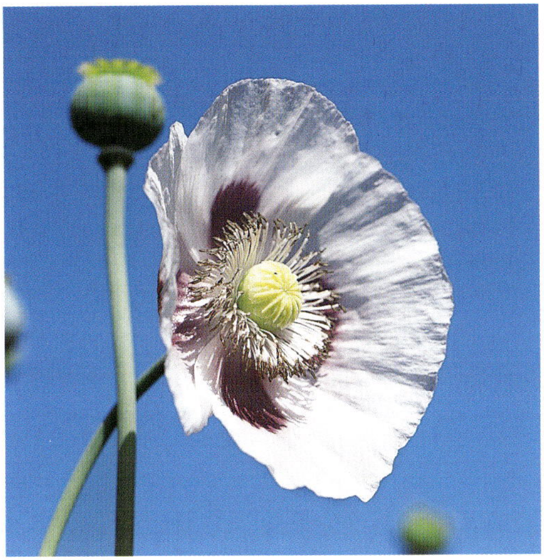

Opium wird aus dem Milchsaft der Samenkapsel des Schlafmohns gewonnen.

Opiumduft hängt in der Luft, auf den Teppichen rund um die Pfeife herum liegen Gestalten, schläfrig, wie »weggetreten«. Genau so sieht es im homöopathischen Opium-Zustand aus, genau so geht es dem Opium-Typ. Und noch etwas: Aus Opium wird Morphium hergestellt, ein hochwirksames Schmerzmittel, das die Betroffenen in einen Dämmerzustand versetzt.

Opium-Typ:

Durch Schreck und Schock wie erstarrt. Selbst noch nach Jahren leidet er an den Folgen. Er erschrickt schnell, ist auffallend schmerzempfindlich sowie -unempfindlich.

Bezug zu: zentralem Nervensystem sowie zum Verdauungstrakt
Leitsymptome: Der Opium-Mensch fühlt sich schläfrig, wie betäubt. Er ist auffallend schmerzempfindlich aber auch -unempfindlich. Typisch für ihn ist seine Gleichgültigkeit und Freudlosigkeit. Seine Sinne sind jedoch übererregt, die tollsten Phantasien bemächtigen sich seiner, und er ist schreckhaft. Auch seine Reflexe können entweder vermindert oder übersteigert sein.

Erschrickt beim leisesten Geräusch

Typische Auslöser der Beschwerden: psychische Ereignisse wie großer Schreck oder Schock, Angst, Ärger, Enttäuschung, Demütigung und Scham
Beschwerden schlimmer: nach dem Schlaf; durch Wärme; Alkohol; Aufregung
Beschwerden besser: durch Abkühlung; kalte Getränke und Speisen; frische Luft
Anwendungsgebiete: nach einem Schockerlebnis; Gehirnerschütterung; Arteriosklerose; Schlaganfall; Lähmungserscheinungen mit Bewusstseinstrübung; Darmlähmung nach einem operativen Eingriff; schwere Verstopfung ohne Stuhldrang; unwillkürlicher Harnabgang; wenn eine volle Blase, beispielsweise nach einer Operation, nicht entleert werden kann; psychisch bedingte Impotenz

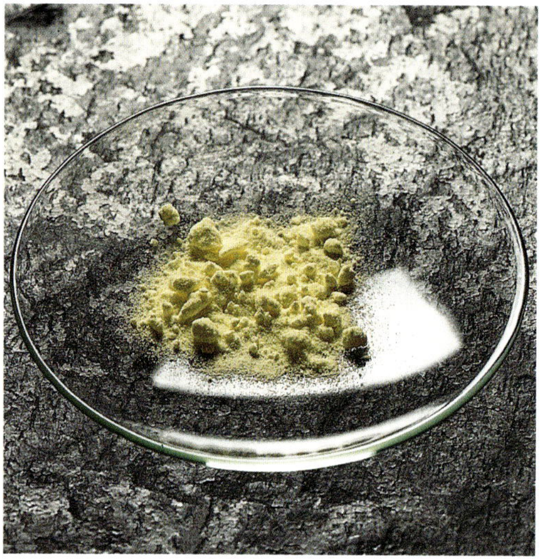

Phosphor ist leicht entflammbar.

Phosphorus

Ausgangssubstanz: Phosphor ist ein ganz besonderer Stoff, denn er reagiert chemisch außergewöhnlich schnell und entzündet sich an der Luft selbst, was zu einem schwachen Leuchten führt. Phosphor ist die einzige nichtradioaktive Substanz, die selbst Licht erzeugen kann. In der Natur begegnet uns dieses Phänomen im Meeresleuchten, bei dem phosphathaltige Kleinstalgen mit der Luft reagieren (»phosphoreszieren«) – das Licht leuchtet kurz auf und verlischt dann. Industriell wird Phosphor, dessen Dämpfe reizend und gefährlich für Schleimhäute, Nerven, Knochen und Blut sind, vorrangig zur Herstellung von Streichhölzern, Feuerwerkskörpern sowie zur Produktion von Brandbomben verwendet.

Bezug zu: zentralem Nervensystem, Leber, Schleimhäuten, Stütz- und Bewegungsapparat

Leitsymptome: Wie ein kurz aufscheinendes Meeresleuchten, wie ein strahlendes Feuerwerk, so kann man sich in etwa den Phosphor-Typ vorstellen. Es sind geistig bewegliche, intelligente, kontaktfreudige und lebhafte Menschen. Da sie schnell und offen ihre Gefühle zeigen, sind sie jedoch auch leicht verletzbar.

Liebenswürdige, gewinnende Art

Phosphor-Menschen sind besonders sensibel, mit einer Überempfindlichkeit gegen Sinneseindrücke, Gerüche und Geräusche – sie sind eine Art »Sinnes-Barometer«. Ihre Sensibilität kann jedoch auch zu einer nervösen Übererregbarkeit, zu Schreckhaftigkeit und Furcht führen, etwa vor dem Alleinsein, im Dunkeln, bei Gewitter. Ihre überempfindlichen Sinne geben ihnen manchmal das Gefühl, hellseherische Fähigkeiten zu ha-

Phosphorus-Typ:

Hat Angst vor dem Alleinsein; Begeisterungsfähigkeit, die nicht lange anhält; rasch verpuffende Energie; ängstlich und schreckhaft.

ben. Diese manchmal dunklen Vorahnungen, ebenso wie seine Ängste, können zu Melancholie und Antriebsschwäche des normalerweise »strahlenden« und begeisterungsfähigen Phosphor-Typs führen. Apropos Begeisterung: Er ist zwar schnell für eine Sache »entflammbar«, aber die Begeisterung ist nur von geringer Dauer. Bereits nach kurzem ist er erschöpft, geschwächt und müde, so dass er immer wieder kleine Ruhepausen braucht, bei denen er sich aber dann auffallend schnell erholt, durch eine kleine Mahlzeit oder ein Nickerchen.
Im körperlichen Bereich sind Schwächezustände nach Erkrankungen, im Kindes- und im Jugendalter typisch. Daneben der enge Bezug zum Blut: Kleinste Wunden bluten stark. Typisch sind das Gefühl von Brennen bei sämtlichen Beschwerden (»Brennen überall«), ein Hitzegefühl am Rücken, die Neigung zu Ohnmachten. Er hat oftmals großen Durst auf kaltes Wasser.
Typische Auslöser der Beschwerden: Überanstrengung; erschöpfende Krankheiten; Geburt und Stillen; starke seelische Erregung; Erschrecken; Ärger, Kummer, gespannte Erwartung
Beschwerden schlimmer: abends und nachts; durch Linksliegen; Kälte und frische Luft; Gewitter und plötzliche Wetterwechsel; warmes Essen; psychische und physische Anstrengung
Beschwerden besser: durch Ruhepausen und Schlaf; Essen, kalte Getränke und Speisen; in Gesellschaft; Streicheln
Anwendungsgebiete: Erschöpfungszustände; Schwäche des vegetativen Nervensystems; nervös bedingte Schlafstörungen; Schwindel beim Aufstehen; nervöse Herzbeschwerden; Kopfschmerzen; Sehschwäche nach Überanstrengung; Atemwegserkrankungen mit Brennschmerz; Nasenbluten; Zahnfleischbluten; Verdauungsbeschwerden mit brennenden Schmerzen und zittriger Schwäche bei leerem Magen; schwächende Durchfälle; sexuelle Überreizung; Beschwerden des Bewegungsapparates

Auch bei Ängsten

Pulsatilla

Ausgangssubstanz: Pulsatilla pratensis, auch Wiesen-Küchenschelle genannt, gehört zur gleichen Pflanzenfamilie wie die in diesem Ratgeber beschriebene Traubensilberkerze (Cimicifuga) und das Stephanskraut (Staphisagria). Diese Pflanzenfamilie ist nicht »ganz ohne«, denn sie enthält stark wirksame Substanzen. Das sollte man bedenken, denn gerade Pulsatilla pratensis, die wunderschöne Blume mit den nickenden, glockenartigen violet-

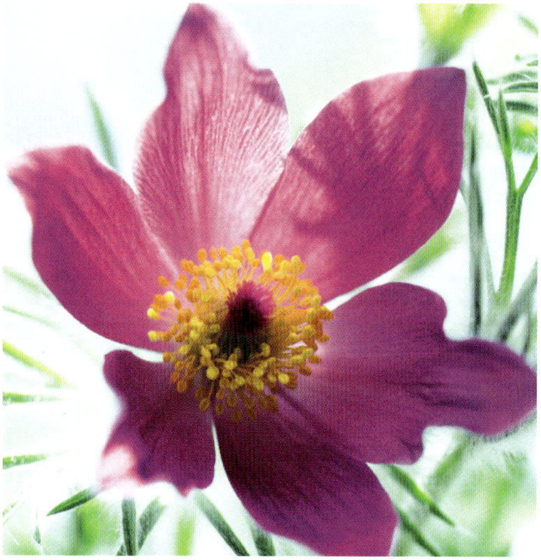

Pulsatilla ist ein großes Frauenmittel.

ten Blüten, erscheint im Pflanzenbild und in der Homöopathie als die Sanftheit schlechthin.
Bezug zu: Nerven, weiblichem Hormonsystem, Verdauungstrakt, Muskeln und Gelenken
Leitsymptome: Pulsatilla entspricht einem außerordentlich weiblichen Typ. Pulsatilla-Frauen haben eine sehr weiche Natur. Sie sind anschmiegsam, gefühlsbetont, unentschlossen, und sie können schlecht allein sein. Ihr Mitgefühl ist groß. Pulsatilla-Typen neigen zu depressiven Verstimmungen, sind launenhaft, und – vor allem – sie haben »nah am Wasser gebaut«. In ihrer Verzagtheit sind sie empfänglich für liebevolle Hilfe, ein sanftes Wort oder für eine Umarmung.
Die Stimmung von Pulsatilla-Menschen schwankt sehr. Diese Wechselhaftigkeit – Pulsatilla wird auch »der Wetterhahn unter den Arzneimitteln« genannt – zeigt sich ebenso auf körperlicher Ebene: wenn die Art der Beschwerden und der Ort ihres Auftretens wechseln.

Schnelle Resignation

Pulsatilla-Menschen haben eine schwache Verdauung, vor allem fettes Essen macht ihnen zu schaffen. Am wenigsten vertragen sie Schweinefleisch und Konditoreiwaren. Sie leiden dann unter Aufstoßen, Magenschmerzen und Blähungen. Sie frieren leicht, können aber gleichzeitig auch Wärme nicht gut vertragen. Ein geruhsamer Spaziergang an der frischen Luft bringt oft Erleichterung; Absonderungen sind dick, gelbgrün und mild, niemals scharf, brennend oder übel riechend. Ein weiteres wichtiges Leitsymptom: Der Pulsatilla-Typ hat wenig Durst, auch bei Durchfall oder Fieber; er leidet unter häufigem Harndrang, und es besteht eine Neigung zu Krampf-

Pulsatilla-Typ:

Stimmung ist »himmelhoch jauchzend – zu Tode betrübt«; schnell zu Tränen gerührt, weint leicht; ist verzagt und rasch erschöpft; braucht viel »Nestwärme«.

adern. Oftmals kommt es zu Rheuma mit wandernden Gelenkschmerzen.
Typische Auslöser der Beschwerden: unterdrückte Absonderungen/Hautausschläge; entzündungsmindernde Arzneimittel und Eisenpräparate; Pubertät
Beschwerden schlimmer: abends, vor Mitternacht sowie am Morgen; nach Ruhe; vor und während der Menstruation; durch Wärme; durch Hängenlassen der Glieder; kurz vor einem Gewitter
Beschwerden besser: im Freien; durch viel Bewegung; Trinken; durch Trost und Zuspruch; durch kalte Anwendungen
Anwendungsgebiete: depressive Verstimmungen, die auch hormonell mitbedingt sind; starke Stimmungsschwankungen; Kopfschmerzen; Entzündungen am Auge und Ohr; Infekte der Atemwege mit zähschleimigem, gelbem Sekret; Verdauungsbeschwerden mit Durstlosigkeit; Fettunverträglichkeit; Völlegefühl; wechselnde Stuhlbeschaffenheit; Harninfekte infolge kalter Füße; gynäkologische Beschwerden wie zähflüssiger, milchiger Ausfluss; Menstruation wechselnd in Dauer und Stärke; menstruationsabhängige Gemütsschwankungen und Hitzewallungen; Venenbeschwerden mit Schwellung der Beine und Schweregefühl; Rheuma

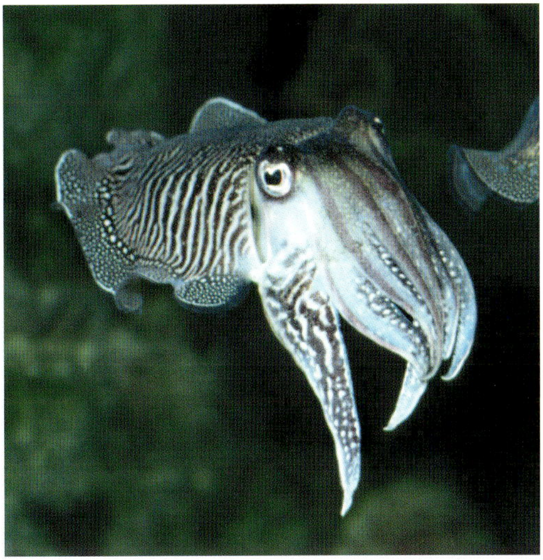

Sepia

Verwendet wird der getrocknete Inhalt des Tintenbeutels.

Ausgangssubstanz: »Sepia« bestellen Sie in spanischen Fischrestaurants – und bekommen Tintenfisch serviert. Ein homöopathisches Arzneimittel aus Tintenfisch? Tatsächlich! Bereits im Altertum wurde die Tinte des Tintenfisches medizinisch eingesetzt. Auf die Idee, diese Tinte homöopathisch zu nutzen, kam Hahnemann, als er beobachtete, dass ein ihm befreundeter Maler krank wurde, der häufig seine Sepiatinten getränkten Pinsel mit dem Mund befeuchtete. Hahnemann führte daraufhin eine Arzneimittelprüfung durch und konnte nun genau die Beschwerden beobachten, unter denen der Maler zuvor gelitten hatte.

Bezug zu: zentralem Nervensystem, Verdauungstrakt, Leber, weiblichem Hormonsystem sowie zum Stütz- und Bewegungsapparat

Leitsymptome: Der Sepia-Mensch ist scharfsinnig, ehrgeizig, gewissenhaft und pflichtbewusst, launenhaft und reizbar. Der Sepia-Mensch will nicht durchschaut werden. Er hat ein starkes Bedürfnis nach Distanz und Freiheit, will allein sein. Typisch sind auch der rasche Stimmungswechsel sowie Gleichgültigkeit, Ablehnung und Hassgefühle gegen andere Menschen. Selbst diejenigen werden ihm gleichgültig, die er am meisten liebt. Er fühlt sich von der Familie entfremdet. Trotz seines ausgeprägten Pflichtbewusstseins kann das berufliche Engagement stark leiden, werden Aufgaben und Verpflichtungen nur noch als Ballast empfunden. – Möglicherweise fühlt sich der Sepia-Mensch enttäuscht und ausgenutzt; Ehe, Familie und Beruf sind ganz anders, als er es sich vorgestellt hat.

Dem Sepia-Typ wird schnell alles zu viel

Sepia-Typ:

Fühlt sich enttäuscht, missbraucht und ist deshalb oft niedergeschlagen, traurig und ablehnend. Hat ein Gefühl innerer Leere.

Auf der körperlichen Ebene zeigt sich oftmals eine pigmentreiche Haut. Gelbe Flecken im Gesicht machen den Bezug dieses Mittels zur Leber deutlich. Hierfür spricht ebenso, dass beim Sepia-Menschen häufig eine Stauung in den Venen sowie eine Unverträglichkeit von fettem Essen auftritt. Zudem leiden Sepia-Frauen nicht selten unter einem »Abwärtsdrängen« der Blase sowie der Geschlechtsorgane. Während des Klimakteriums wechseln sich häufig Hitzewallungen mit Frieren und Frösteln ab; der Kopf kann dann heiß sein und die Füße kalt, und umgekehrt. Gegen Fleisch und Milch haben sie eine Abneigung.

Neigung zu Gebärmuttersenkung

Typische Auslöser der Beschwerden: Klimakterium; nach der Geburt; Erregung, Wut und Schreck

Beschwerden schlimmer: abends, nachts und morgens; vor und während der Menstruation; nach dem Essen; durch Kälte; schlimmer auch in überwärmten und engen Räumen; am Meer; in Ruhe; im Stehen

Beschwerden besser: durch Wärme (auch Bettwärme); intensive körperliche Tätigkeit, wie z. B. Tanzen oder Reiten, Bewegung an der frischen Luft; Beschäftigung

Anwendungsgebiete: vegetative Beschwerden; Erschöpfungszustände; Depressionen, auch in Schwangerschaft oder Klimakterium: Dabei ist die Betroffene gereizt und schwermütig; Kopfschmerzen und Migräne mit Hitzegefühl, Schwindel, berstendem Schmerz mit Übelkeit und Erbrechen; Atemwegserkrankungen; Verdauungsbeschwerden auch von Leber und Galle; Hämorrhoiden; belegte Zunge mit saurem, bitterem oder fauligem Geschmack im Mund; Übelkeit beim Riechen oder Sehen von Speisen; Blasenentzündung mit brennendem Schmerz, der Urin ist trüb und riecht übel; Hexenschuss; Menstruationsstörungen, wie zu spät beginnende Blutung; Schmerzen beim Geschlechtsverkehr; Hauterscheinungen mit übel riechendem Schweiß

Silicea

Ausgangssubstanz: Silicea, die Kieselsäure, ist wichtig für Haut, Haare und Nägel – kurz: für unsere äußere »Hülle«. Auch Heilpflanzen, die besonders günstig für die Stabilität unseres Bindegewebes sind, enthalten Kieselsäure in hohem Maß, beispielsweise der Schachtelhalm. Als homöopathisches Arzneimittel sorgt Silicea im psychischen Bereich im übertragenen Sinn für die »Hülle« – für Abgrenzung und Stabilität einerseits und Elastizität sowie Spannkraft andererseits.

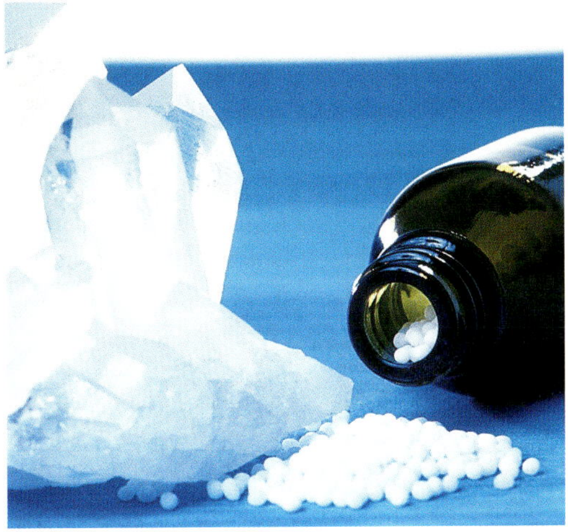

Bergkristall ist die Grundlage für homöopathisches Silicea.

Bezug zu: zentralem Nervensystem, Lymphsystem sowie Haut und Schleimhäuten
Leitsymptome: Menschen, die konstitutionell auf Silicea besonders gut ansprechen, sind blass, kränklich, müde und schwach. Offenbar aufgrund einer schlechten Verwertung von Nahrung haben sie eine labile Gesundheit und sind insgesamt wenig stabil; so ist nicht nur ihr Körperbau zart. Der Silicea-Typ ist empfindlich gegen alle Eindrücke, nachgiebig, zaghaft, ängstlich, nervös und erregbar. Er hat wenig Spannkraft, ist weinerlich und von angstvollen Träumen geplagt. Darunter leidet auch die geistig-seelische Ausdauer. Typisch ist die Angst vor spitzen Gegenständen und Nadeln (besonders

Angst vor Öffentlichkeit

Spritzen!). Außerdem können sich Silicea-Menschen schlecht durchsetzen.
Auf der körperlichen Ebene fällt auf, dass ihre Haut zart, bleich und durchscheinend wirkt. Sie ist ganz eindeutig die Schwachstelle des Silicea-Menschen: An der »äußeren Hülle« treten Risse, Flecken und Eiterungen auf, und Wunden heilen schlecht.
Als Kinder neigen sie besonders zu Erkältungen, Erkrankungen der Lymphorgane sowie zu Verdauungsstörungen mit ausgeprägter Darmträgheit. Silicea-Menschen haben schnell kalte Hände und Füße und hassen jeden Luftzug. Ihre Absonderungen sind dünn, ätzend und stinkend, der Schweiß kalt, sauer und übel riechend.
Typische Auslöser der Beschwerden: Überanstrengung; Unterdrückung von Absonderungen; Impfungen
Beschwerden schlimmer: durch Kälte; im Winter; durch Zugluft; geistige Anstrengung; Nervosität; Milch und Alkohol
Beschwerden besser: durch Wärme; feuchtwarmes Wetter
Anwendungsgebiete: bei Erschöpfung; Schwäche des vegetativen Nervensystems; Schwindel mit Übelkeit am Morgen; Kopfweh vom Nacken ausgehend; Arteriosklerose; Entzündungen an Augen und Ohr mit eitrigem Sekret; Atemwegserkrankungen mit übel riechendem Auswurf; Zahnschmerzen durch Kälte; Mandelentzündung; Verdauungsstörungen; Darmträgheit mit üblem Mundgeruch, Stuhlgang ist nur mit großer Anstrengung möglich und gleitet zurück; wund machendem, stark riechendem Vaginalausfluss; Beschwerden des Bewegungsapparates durch Muskelschwäche, Einknicken der Gelenke; Bindegewebsschwäche; bei Hauterscheinungen wie Warzen, Furunkeln, Ekzemen, alten schmerzenden Narben; Haar- und Nagelwachstumsstörungen, brüchigen Nägeln; übel riechendem Schweiß; bei Nagel- und Fußpilz

Wirkung auf Binde- und Stützgewebe

Silicea-Typ:

Zumeist der nachgiebige und schüchterne Mensch; sieht das Leben grau in grau; ist wie versteinert. Es mangelt ihm an Selbstvertrauen und Mut. Er hat Angst vor Misserfolgen und davor, zu versagen.

Staphisagria

Ausgangssubstanz: Bis zu dem Zeitpunkt, als Hahnemann die Stephanskörner, aus denen das Arzneimittel Staphisagria hergestellt wird, einer Arzneimittel-

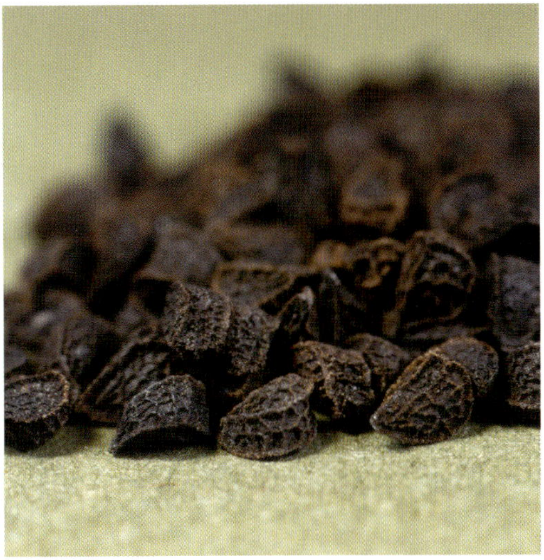

Staphisagria ist in Südeuropa und Asien heimisch.

prüfung unterzog, dienten diese Samen nur einem Zweck: der Bekämpfung von Läusen. Sie enthalten nämlich ein Nervengift, das in der Ausgangssubstanz auch auf das menschliche Nervensystem stark wirkt. Der Schlüssel zum Verständnis von Staphisagria als homöopathischem Arzneimittel sind die Nerven und die Gemütsverfassung. Diese hat hier sehr viel mit unterdrückten Gefühlen, erlittenen Verletzungen und großer Empfindlichkeit gegenüber Kritik zu tun.

Bezug zu: zentralem Nervensystem, zum Verdauungstrakt, zu den Geschlechtsorganen sowie zur Haut

Leitsymptome: Der Staphisagria-Typ ist gereizt, launisch und menschenscheu. Darüber hinaus hat er einen Hang zur Hypochondrie. Er reagiert häufig übertrieben empfindlich, unterdrückt aber Wut und Aggression. Er kann schlecht Nein sagen und scheut Auseinandersetzungen. Mit seinen Problemen will er anderen Menschen nicht zur Last fallen. Er ist voller Zukunftsängste, resigniert rasch. Der Staphisagria-Mensch hat einen Hang zur Einsamkeit und fürchtet sich vor Nähe. Oftmals hat er künstlerische Neigungen.

Der Staphisagria-Typ ist häufig romantisch veranlagt

Auf der körperlichen Ebene fällt auf, dass erkrankte Körperregionen überempfindlich sind, die Haut brennt und juckt, der Schweiß unangenehm riecht. Beschwerden können in Folge von Verletzungen und Operationen auftreten.

Typische Auslöser der Beschwerden: psychische Ereignisse wie lange unterdrückter Ärger und Kummer, Liebeskummer, Entrüstung, Empörung und Zorn

Beschwerden schlimmer: morgens; nach dem Schlaf; durch

Staphisagria-Typ:

Kann Verletzungen nicht überwinden, fühlt sich von anderen immer wieder angegriffen und deshalb ausgeliefert; ist durch Kritik leicht verletzbar.

Kälte; durch Ärger, Kummer, Beleidigung; durch sexuelle Exzesse
Beschwerden besser: durch Ruhe; im Freien; nach dem Frühstück
Anwendungsgebiete: psychische Überbeanspruchung; hormonell bedingte depressive Verstimmungen; Schwäche des vegetativen Nervensystems; Dunkelfärbung der Zähne; niedriger Blutdruck; morgendliche Übelkeit; Heißhunger; Gefühl von herabhängendem Magen; Verlangen nach Genussmitteln; Durchfälle mit Krämpfen, die sich durch psychische Belastungen verschlimmern; Beschwerden von Blase und Prostata: Häufig treten Schmerzen beim Wasserlassen auf, der Urin tröpfelt nur; Menstruationsbeschwerden; Ausfluss und Juckreiz an der Scheide, wobei die äußeren Geschlechtsorgane schmerzempfindlich sind; rheumatische Schmerzen von stechendem Charakter, steife Gelenke; trockene und nässende Hauterkrankungen, mit Brennen und Jucken, üblem Geruch; starke Schweißbildung, die besonders nachts auftritt

Zincum metallicum

Ausgangssubstanz: Das Metall Zink ist das zweithäufigste Spurenelement im menschlichen Organismus. Es ist unerlässlich für den Stoffwechsel und das Wachstum. Außerdem ist es für die Bildung bzw. Funktion von etwa 100 Enzymen notwendig.

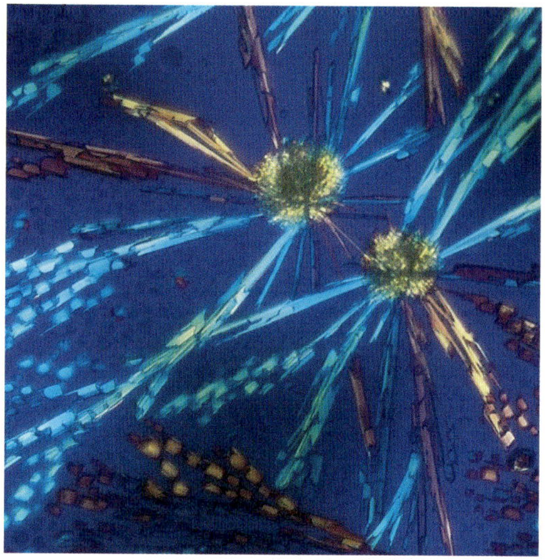

Zink ist für die Nerven das, was Eisen für das Blut ist.

Bezug zu: Nervensystem, Verdauungstrakt, weiblichem Hormonsystem sowie Stütz- und Bewegungsapparat
Leitsymptome: Der Zincum-Typ ist stets in Eile, reizbar und neigt zu Jahzorn. Innere Unruhe treibt ihn, weshalb er sich viel bewegen und viel reden muss. Jedes Geräusch nimmt er überempfindlich wahr. Oftmals ist er mürrisch und bedrückt. Dieser Mensch fühlt sich vor allem erschöpft, matt, müde und abgeschlagen. Man kann sogar sagen, dass sein gesamtes Gewebe schneller erschöpft ist, als es sich regeneriert. Am Tag ist der Betroffene schläfrig, nachts dagegen findet er kei-

nen Schlaf, wobei – und dies ist besonders auffällig – die Beine extrem unruhig sind.
Im Gespräch hat der Zincum-Mensch Schwierigkeiten, sich mitzuteilen. Er ist schweigsam, fahrig, nervös und unkonzentriert. Oftmals ist er geistig erschöpft und ohne Vitalität.
Auf der körperlichen Ebene fällt auf, dass der Schweiß an Füßen und Händen sauer riecht. Besonders bewährt hat sich Zincum, wenn es zu Beschwerden kommt, die dadurch entstanden sind, dass Hautausschläge oder Absonderungen unterdrückt wurden. Oftmals hat er große Krampfadern an den Beinen.
Typische Auslöser der Beschwerden: Überanstrengung; Schlafmangel; Stress, Ärger, Furcht; nach Impfungen; Alkoholmissbrauch
Beschwerden schlimmer: durch unterdrückte Absonderungen; während der Menstruation; nach dem Essen; durch den Genuss von Wein und Süßigkeiten; Hunger; geistige Anstrengung; Kälte; Berührung

Geräusche verschlimmern

Beschwerden besser: durch Bewegung, aber auch durch Ruhe; Essen; durch Ausscheidungen; abends
Anwendungsgebiete: Schwäche des vegetativen Nervensystems; nervös bedingte Unruhe; nervlich bedingte Erschöpfungszustände; depressive Verstimmungen mit Unruhezuständen und dem Drang nach Bewegung; leichte Funktionsstörungen des Gehirns; Schlaflosigkeit und nächtliches Aufschrecken mit Schreien; »restless legs« (unruhige Beine); Zähneknirschen; Kopfrollen; Kopfweh mit Hitzegefühl; Druck über der Nasenwurzel; Schwindel; Nervenschmerzen (Neuralgien); Übelkeit; Heißhunger am Spätvormittag mit Schwächegefühl; Durchfall oder Verstopfung mit Darmkrämpfen; Blasenentleerungsstörungen mit Schmerzen beim Wasserlassen; unkontrolliertem Harnabgang (Inkontinenz); Menstruationsstörungen, wobei andere Beschwerden mit Beginn der Menstruation aufhören; Schwäche und Zittern der Glieder; Zucken im Bereich der Mundwinkel; Brennen und Drücken entlang der Wirbelsäule, insbesondere im Bereich der Lendenwirbelsäule.

Stärkt bei psychischer Erschöpfung

Zincum-metallicum-Typ:

Tagsüber müde, nachts schlaflos; empfindlich gegenüber Geräuschen, reizbar, jähzornig, depressiv. Von innerer Unruhe getrieben; muss sich viel bewegen und viel reden.

Tabelle: Konstitutionsmittel für die Seele

Mittel	Typische Merkmale
Argentum nitricum	Das »nervöse Hemd«, ängstlich, übervorsichtig, überempfindlich, mutlos vor jeder Aufgabe, von Zukunftsängsten geplagt, hektisch.
Arsenicum album	Hat panische Angst und quälende innere Unruhe; fühlt sich gehetzt, ist rastlos, angespannt und verkrampft; hat Sorge um die eigene Gesundheit, neigt zu Pedanterie.
Aurum metallicum	Sieht alles schwarz; hat Angst, ist niedergeschlagen, mutlos. Ist verschlossen, aber manchmal bricht aller Ärger aus ihm heraus. Er ist leistungsstark und leidet sehr unter persönlichem Scheitern.
Causticum	Melancholisch, vor Kummer wie gelähmt; fürchtet sich abends und im Dunkeln. Muss sich antreiben, etwas zu tun. Hat stark ausgeprägtes Mitgefühl und großen Gerechtigkeitssinn; weint leicht.
Chamomilla	Gereizt, wütend, ärgerlich; sehr schmerzempfindlich; kann nichts ertragen. Der geringste Schmerz ist bereits zu viel und kann nicht ausgehalten werden.
Cimicifuga	Niedergeschlagen und ängstlich; ist reizbar, rastlos, nervös, launisch. Neigt zu Geschwätzigkeit, ist dabei sprunghaft; alles im Leben wird zum Problem.
Conium maculatum	Er verharrt und spürt kein Licht, keine Sonne; hat keine Hoffnung mehr, grübelt vor sich hin; ist griesgrämig; ohne Interesse.
Ignatia	Der seit kurzem bestehende, starke Kummer, Trauer, die akute Kränkung mit Kloßgefühl im Hals, Enttäuschung, emotionaler Stress; grundlose Lach- und Weinkrämpfe.
Natrium chloratum	Der Kummer sitzt tief, deshalb ist er lange nachtragend, kann nichts vergessen und nichts verzeihen. Er zieht sich zurück, meidet den Kontakt zu anderen

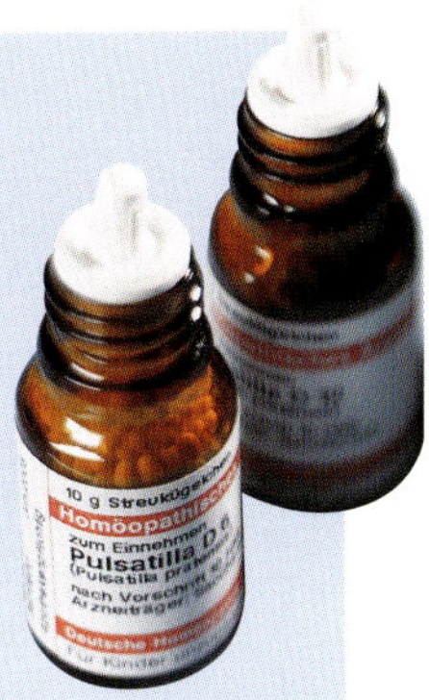

	und will nicht getröstet werden; baut eine Mauer um sich herum.
Nux vomica	Dieser Mensch fährt schnell aus der Haut. Er ist gehetzt, überreizt und hat einen Hang zum Konsum von Genussgiften wie starkem Kaffee, Alkohol und Nikotin.
Opium	Durch Schreck und Schock wie erstarrt. Selbst noch nach Jahren leidet er an den Folgen. Er erschrickt schnell, ist auffallend schmerzempfindlich sowie -unempfindlich.
Phosphorus	Hat Angst vor dem Alleinsein; Begeisterungsfähigkeit, die nicht lange anhält; rasch verpuffende Energie; ängstlich und schreckhaft.
Pulsatilla	Stimmung ist »himmelhoch jauchzend – zu Tode betrübt«; schnell zu Tränen gerührt, weint leicht; ist verzagt und rasch erschöpft; braucht viel »Nestwärme«.
Sepia	Fühlt sich enttäuscht und missbraucht, ist deshalb oft niedergeschlagen, traurig und ablehnend; innere Leere.
Silicea	Zumeist der nachgiebige und schüchterne Mensch; sieht das Leben grau in grau; ist wie versteinert. Es mangelt ihm an Selbstvertrauen und Mut. Er hat Angst vor Misserfolgen und davor, zu versagen.
Staphisagria	Kann Verletzungen nicht überwinden, fühlt sich von anderen immer wieder angegriffen und deshalb ausgeliefert, durch Kritik leicht verletzbar.
Zincum metallicum	Tagsüber müde, nachts schlaflos; empfindlich gegenüber Geräuschen, reizbar, jähzornig, depressiv. Von innerer Unruhe getrieben; muss sich viel bewegen und viel reden.

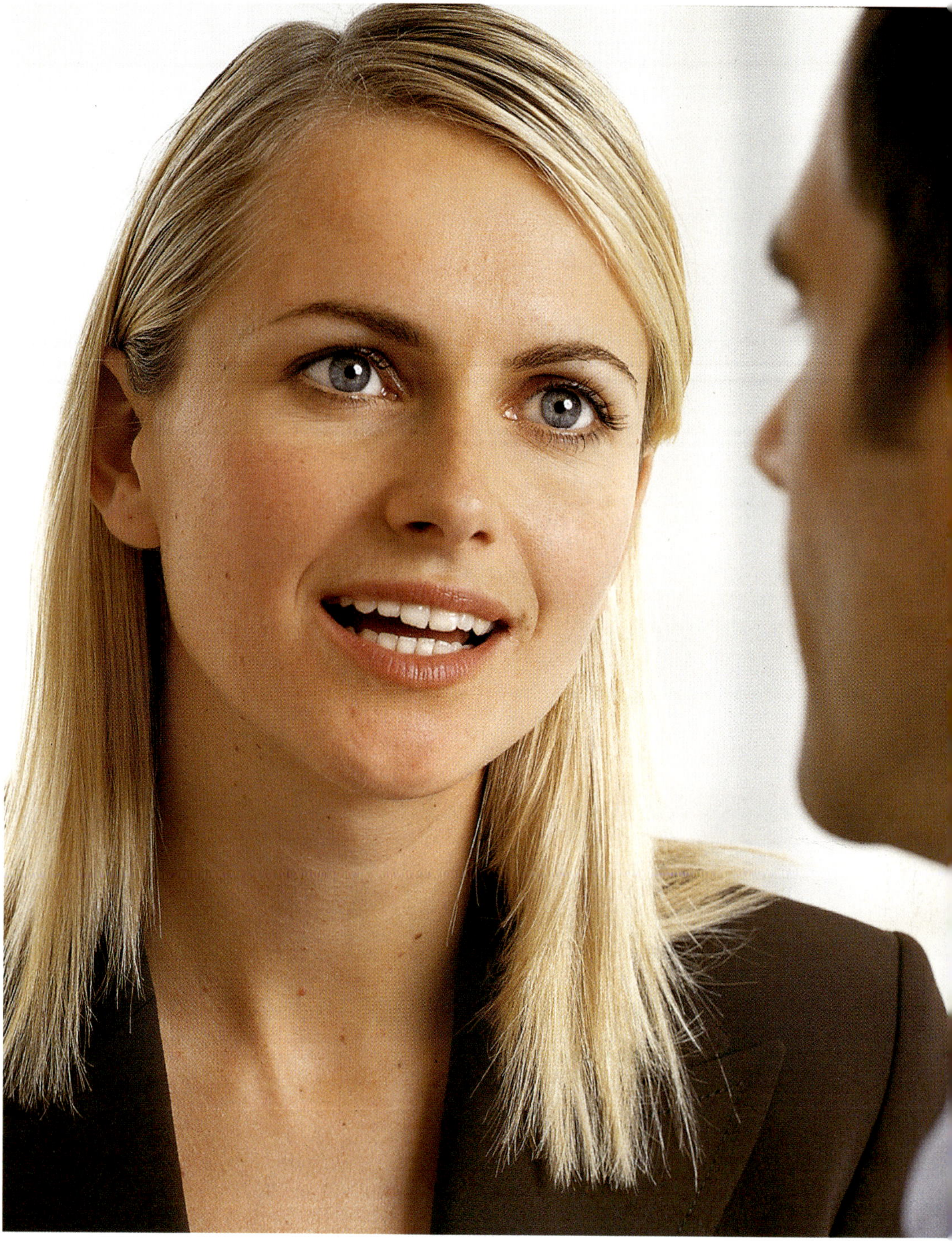

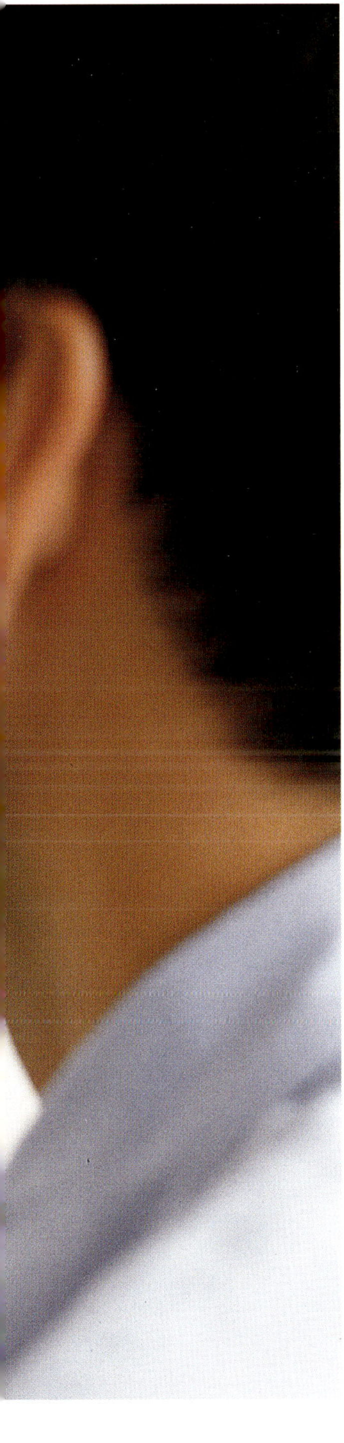

Signale der Psyche und des Körpers

Niedergedrückt, mutlos, angeschlagenes Selbstvertrauen? Oder zeigt sich das seelische Tief eher in körperlichen Beschwerden wie Kopfschmerzen, Erschöpfung, Schlaflosigkeit? Welche seelischen Zustände und körperlichen Reaktionen auf welches homöopathische Arzneimittel ansprechen, das lesen Sie in diesem Kapitel.
Schnelle Orientierung bei der Suche nach dem geeigneten Homöopathikum bieten die alphabetische Gliederung und der steckbriefartige Aufbau.

Beschwerden von A–Z

Bei seelischen Verstimmungen oder seelisch bedingten körperlichen Beschwerden müssen es nicht immer die großen Konstitutionsmittel sein, die einen psychischen Ausgleich schaffen. Auch »kleine« homöopathische Arzneimittel in tieferer Potenz können eine nachhaltige Wirkung auf Psyche und Körper haben. Die nachfolgenden Mittel haben sich zum »Einstieg« in die Homöopathie besonders bewährt. Vielleicht ist das passende Mittel für Sie bereits dabei:

Dosierungsregeln

D3-6-Potenzen: 3-mal täglich 5 Globuli bzw. 1 Tablette; bei akuten körperlichen Beschwerden bis zu 5-mal täglich. **D12-Potenzen:** 2-mal täglich 5 Globuli bzw. 1 Tablette. Bessern sich die Beschwerden, die Einnahmehäufigkeit um die Hälfte reduzieren und nach zwei bis drei Tagen das Mittel ganz absetzen.

- ▶ Schwäche infolge von Sorgen, Überanstrengung, Liebeskummer: **Acidum phosphoricum D12**
- ▶ Unglücklich über sexuelle Schwäche; Schlaflosigkeit; schnelle geistige Erschöpfung; Kopfweh: **Acidum picrinicum D12**
- ▶ Anhaltende Unruhe durch berufliche Sorgen: **Ambra D6**
- ▶ Alles schlägt auf den Magen, nach dem Essen wird es besser: **Anacardium D12**
- ▶ Folgen von Blutverlust, z. B. nach einer Operation; alles sieht grau und trüb aus: **China D6**

Mangel an Energie

- ▶ Ausgelaugt durch körperliche Überanstrengung; der Schlaf-Wach-Rhythmus ist durcheinander geraten: **Cocculus D6**
- ▶ Kopfschmerzen; Niedergeschlagenheit; kommt nicht »in die Gänge«: **Haplopappus D3**

Zu hoher Anspruch an sich selbst

- ▶ Für die total erschöpfte Frau; Beruf, Haushalt, Familie – alles soll gleichzeitig gemacht und versorgt sein: **Helonias dioica D6**
- ▶ Kommt nach einer Erkrankung nicht auf die Beine: **Magnesium fluoratum D6**
- ▶ Appetitlosigkeit; Lustlosigkeit: **Medicago sativa D3**
- ▶ Nichts wird mehr vertragen; große Magen-Darm-Empfindlichkeit: **Okoubaka D3**
- ▶ Erschöpft und dennoch schlaflos; es treten immer wieder migräneartige Kopfschmerzen auf: **Scutellaria D6**

Seelische Beschwerden

Gefühle wie Angst, Ärger oder Mutlosigkeit gehören zum Leben dazu. Manchmal jedoch ergreifen sie stärker von uns Besitz, als sie sollten und auch als uns lieb ist: Wir fühlen uns ihnen dann ausgeliefert und merken, dass die innere Disharmonie nicht nur uns selbst, sondern oft genug auch unseren Mitmenschen das Leben schwer macht.
Bei kleineren seelischen Tiefs kann man sich die ausgleichende Kraft homöopathischer Globuli, Tropfen und Tabletten zunutze machen. Bei lang anhaltenden, wiederkehrenden oder sehr ausgeprägten »Durchhängern« ist es notwendig, sich an einen erfahrenen Homöopathen zu wenden.

Gehen Sie zum Arzt,

wenn Sie das Gefühl haben, das Leben mache keinen Sinn mehr; wenn Sie vor Angst keinen klaren Gedanken fassen können und unter starken psychisch bedingten körperlichen Beschwerden leiden. Fühlen Sie sich ständig getrieben und kommen deshalb nicht zur Ruhe, empfiehlt es sich ebenfalls, einen Arzt aufsuchen.

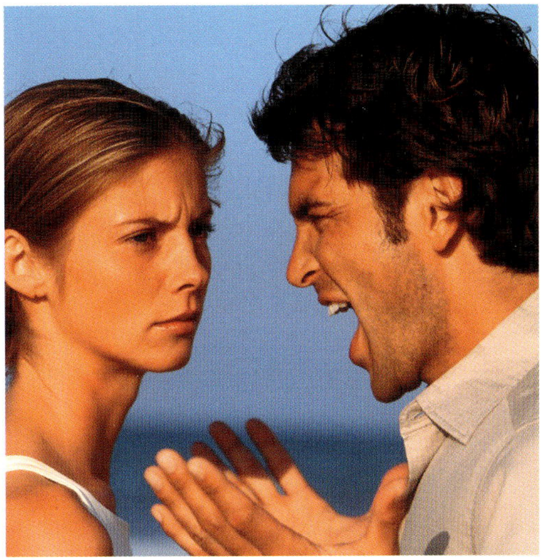

Dies gilt ebenso für den Fall, dass die bisherige Selbstbehandlung keinen Erfolg gezeigt hat.

Wer sich zu viel ärgert, schadet der eigenen Gesundheit.

Aufregung und Ärger

Wer regt sich nicht manchmal so auf, dass er seinem Ärger lautstark Luft macht oder es zumindest gerne machen würde? Das geht wohl jedem so. Doch was tun, wenn einen der Ärger nicht mehr loslässt? Wenn man sich viel zu schnell, zu oft und zu heftig aufregt? – Hier kann die Homöopathie die Lösung sein.
Diese Mittel können helfen:
▶ **Anacardium D12:** Eigentlich fühlen Sie sich in Ihrem Inneren wie zerrissen. Sie brausen selbst aus nichtigem Anlass auf, werden laut und verhalten sich in einer

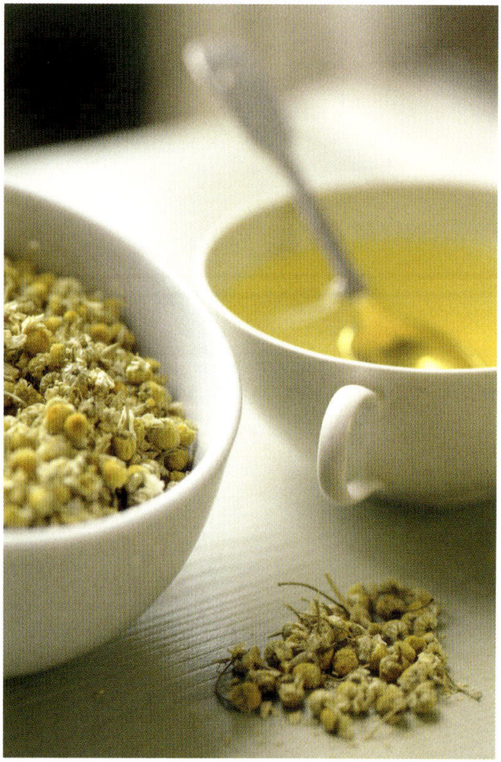

Die Kamille hat eine stark ausgleichende Kraft.

Situation nicht angemessenen Weise; und so können Sie sehr ungerecht und verletzend reagieren. Gibt es jedoch etwas zu essen, sind Sie schnell wieder besänftigt.

▶ **Chamomilla D12:** Sie sind sehr verärgert und reagieren oft jähzornig. Nichts und niemand kann Sie beruhigen oder es Ihnen recht machen. Diese überreizte, ärgerliche Gemütsverfassung führt dazu, dass Sie oft ungerechte Entscheidungen treffen.

▶ **Lycopodium D12:** Wehe, wenn jemand es wagt, Ihnen zu widersprechen! Sie geraten rasch in Wut und neigen zu Herrschsucht. Dabei sieht es in Ihrem Inneren eher anders aus. Sie sind unsicher und wollen das überspielen. Auf der körperlichen Ebene ist möglicherweise der Magen-Darm-Trakt Ihre Schwachstelle (z. B. leiden Sie häufig unter Blähungen und Völlegefühl).

Die Nerven liegen blank

▶ **Nux vomica D12:** Sie sind reizbar und fühlen sich ständig genervt; beim geringsten Anlass gehen Sie in die Luft. Nicht ganz unschuldig daran ist Ihre derzeitige Arbeits- und Lebensweise: Hektik pur. Zum Ausruhen haben Sie überhaupt keine Zeit. Ihr Konsum von Kaffee, Alkohol und/oder Nikotin ist erheblich.

▶ **Sepia D12:** Sie fühlen sich erschöpft, müde, ausgelaugt und sind enttäuscht von dem, was das Leben Ihnen bietet. Die alltäglichen Pflichten in Beruf und Familie sind Ihnen zuwider. Sie wollen nichts mehr hören und sehen. Bereits Kleinigkeiten bringen Sie »auf die Palme«.

▶ **Staphisagria D12:** Lange Zeit können Sie missliche Situationen ertragen – innerlich fühlen Sie sich jedoch getroffen, verletzt, und eigentlich zittern Sie vor Aufregung. Die Gefühle stauen sich auf, bis sich der ganze Ärger plötzlich und unkontrolliert entlädt. Ihre Aufregung zeigt sich in Ihrem heftigen Verhalten.

Angst und Furcht

An sich ist Angst ein sinnvoller Schutzmechanismus der Natur. Doch Angstgefühle können derart überhand nehmen, dass man sich ihnen hilflos ausgeliefert fühlt. Bei leichteren, vorübergehenden Angstzuständen oder ganz bestimmten Ängsten, etwa vor einer Prüfung, ist die Homöopathie eine wertvolle Möglichkeit zur Selbstbehandlung.

Diese Mittel können helfen:

▶ **Aconitum D12:** Sie stehen große Ängste aus. Typisch sind Beschwerden, die ganz plötzlich und heftig einsetzen. So treten Todesängste bei akuten Erkrankungen, Panik oder Schock nach einem Unfall auf. Manchmal kommt es auch ohne Vorwarnung und grundlos zu Angstzuständen mit Herzrasen; Sie sind starr vor Schreck. Abends und nachts ist alles schlimmer.

▶ **Argentum nitricum D12:** Sie haben Angst vor bevorstehenden Ereignissen (z. B. einer Prüfung, einem Vortrag oder Vorstellungsgespräch) ebenso wie vor der Zukunft. Auch Platzangst oder Höhenangst sind Ihnen möglicherweise nicht unbekannt. Diese Ängste können zu starken körperlichen Reaktionen führen, wie z. B. Magenbeschwerden, vermehrtem Harndrang oder gar Durchfall.

▶ **Cimicifuga D12:** Ihre Stimmung ist gedrückt, sie sind verzagt und niedergeschlagen. Sie können unter Platzangst leiden, aber auch unter innerer Unruhe und Nervosität. Denken Sie besonders an dieses Mittel, das aus einer Heilpflanze mit hormonartiger Wirkung hergestellt wird, wenn es Sie in Phasen der hormonellen Umstellung »erwischt« hat, wie etwa vor der Periode oder in den Wechseljahren.

▶ **Phosphorus D12:** Sie fühlen sich insgesamt sehr ängstlich und furchtsam, erschrecken bei dem geringsten Geräusch. Tief in Ihrem Inneren ängstigen Sie sich vor allem Übersinnlichen und Unwägbarem. Dann beginnt auch das Herz heftig zu klopfen. Alleinsein mögen Sie überhaupt nicht.

Das Herz reagiert

Panikattacken

Manchmal kommt die Angst ganz plotzlich und unvermittelt, und das mit großer Heftigkeit. Panik kann Sie beispielsweise bei einem Gewitter oder in der Dunkelheit erfassen.

Diese Mittel können helfen:

▶ **Aconitum D12:** Die Angst überfällt Sie schlagartig. Das Herz beginnt zu rasen. Sie meinen, auf der Stelle sterben zu müssen, zumal Sie das Gefühl haben, keine Luft mehr zu bekommen.

► **Arsenicum album D12:** Sie fühlen sich wie gejagt, von Angst getrieben. Häufig tritt diese Situation nachts oder in der Dunkelheit auf. Dann müssen Sie aufstehen, das Licht anschalten und umhergehen, um sich einigermaßen beruhigen zu können. Dabei stehen Sie Todesängste aus.

► **Phosphorus D12:** Sie sind ein innerlich angespannter und eher ängstlicher Mensch, auch sehr schreckhaft – selbst das geringste Geräusch lässt Sie zusammenzucken. Deshalb sind Sie nur ungern allein. In Ihrer lebhaften Phantasie nehmen Sie dann auch noch Dinge wahr, die in Wirklichkeit gar nicht existieren, und werden von dunklen Vorahnungen geplagt. Sie lassen sich jedoch auch leicht wieder beruhigen.

Extrem geräuschempfindlich

► **Pulsatilla D12:** Sobald jemand in Ihrer Nähe ist, wird alles besser, verschwindet die Angst vor der Zukunft. Die Tränen sind dann ebenso schnell wieder vergessen, denn der Zuspruch löst Ihre innere Anspannung.

TIPP!
Leiden Sie immer wieder unter Panikattacken oder sind die Angstzustände extrem stark und anhaltend, sollten Sie die Konstitutionsbehandlung mithilfe eines erfahrenen Homöopathen in Betracht ziehen.

Platzangst

Viele Menschen empfinden jede Art von Enge als außerordentlich beklemmend; sie werden dann von Angstgefühlen überwältigt. So tritt Platzangst in kleinen oder überfüllten Räumen ebenso auf wie in einer dicht gedrängten Menschenmenge.

Diese Mittel können helfen:

► **Aconitum D12:** Die Angst befällt Sie schlagartig im Fahrstuhl oder anderen engen Räumen. Auch unter vielen Menschen quälen Sie starke Angstgefühle. Sie glauben dann, keine Luft mehr zu bekommen, und Ihr Herz schlägt so heftig, dass Sie meinen, sterben zu müssen.

► **Argentum nitricum D12:** Sie sind ein eiliger Mensch, alles geht Ihnen zu langsam. Sie wissen um Ihre Ängstlichkeit, vor Herausforderungen plagen Sie dunkle Vorahnungen. Angst steigt jedes Mal in Ihnen hoch, wenn Sie auf Reisen sind, das Flugzeug besteigen sollen und dann auch noch alles so eng ist, dass keine Bewegungsmöglichkeit besteht. Genauso ergeht es Ihnen beim Blick aus großer Höhe herab; und mit Grausen denken Sie an den steilen Abstieg bei der Gebirgswanderung.

Auch Höhenangst

► **Lachesis D12:** Immerzu ist es Ihnen zu warm, Sie neigen zum Schwitzen; in den Wechseljahren

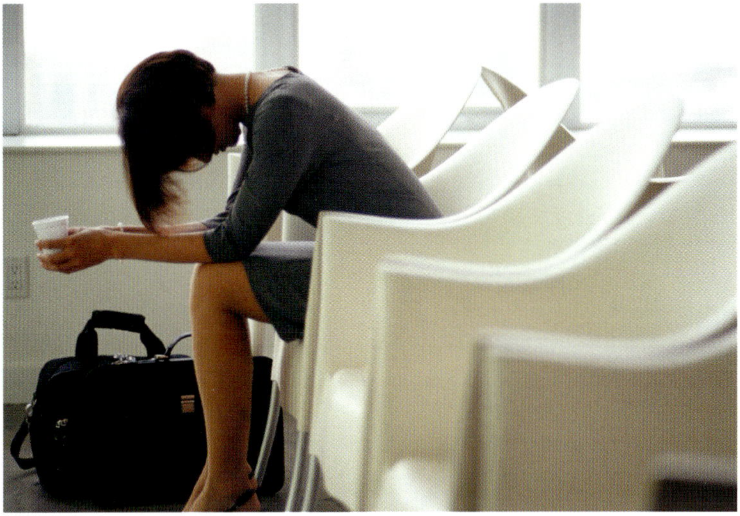

Die Angst vor einem Flug kann übermächtig werden.

zu heftigen Hitzewallungen mit Schweißausbrüchen. Enges am Körper können Sie ganz und gar nicht vertragen – überhaupt reagieren Sie empfindlich auf Berührung, denn jegliche Enge ist Ihnen zuwider. Es hilft Ihnen, sich anderen im Gespräch mitzuteilen, wobei Sie emotional sehr heftig reagieren können.

Depressive Verstimmung, Niedergeschlagenheit

Auch ein Stimmungstief gehört zum Leben dazu, doch manche Menschen haben häufiger darunter zu leiden als andere. Die Homöopathie kann dazu beitragen, dass Ihnen nicht mehr alles so schnell und anhaltend »grau in grau« erscheint.

Diese Mittel können helfen:

▶ **Aurum metallicum D12:** Sie sind verzweifelt. Es kommt Ihnen vor, als ob Sie überall versagt haben. Nirgendwo ist ein Hoffnungsschimmer zu sehen, und Sie haben dass Gefühl, dass es nie wieder aufwärts geht.

▶ **Causticum D12:** Sie sind niedergeschlagen. Übersensibel nehmen Sie das Leid Ihrer Mitmenschen wahr und empfinden starkes Mitgefühl. All dieser Kummer wirkt lähmend auf Sie, und so müssen Sie sich regelrecht zu Aktivitäten antreiben.

▶ **Conium maculatum D12:** Sie sind bereits im fortgeschrittenen Alter. Oft fühlen Sie sich niedergeschlagen und grübeln vor sich hin. Ihre körperlichen Kräfte lassen nach, und auch auf Ihr Gedächtnis können Sie sich nicht mehr wie gewohnt verlassen.

▶ **Ignatia D12:** Das unmittelbar Erlebte sitzt Ihnen wie ein Kloß im Hals und schnürt Ihnen regelrecht die Kehle zu. Der Kummer lässt Sie unwillkürlich immer wieder tief seufzen. Sobald die Tränen fließen, fühlen Sie sich etwas besser; doch kurz darauf stellt sich wieder die Traurigkeit ein. Manchmal lachen Sie, obwohl Ihnen nach Weinen zumute ist – und Ihnen ist Ihre eigene Reaktion fremd.

Die äußere Wirkung muss nicht dem inneren Empfinden entsprechen.

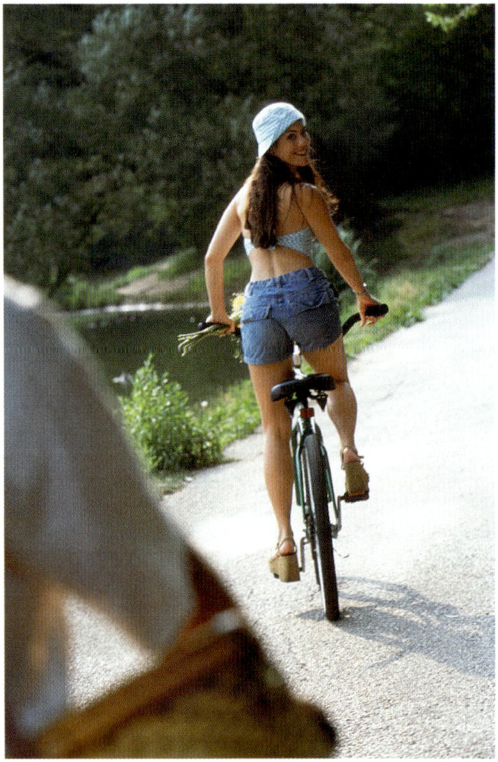

WICHTIG

Wenn die Niedergeschlagenheit Sie beherrscht, Ihnen das Leben freud- und sinnlos erscheint, ist dringend ärztliche oder psychotherapeutische Hilfe angezeigt.

▶ **Natrium chloratum D12:** Die Vergangenheit lässt Sie nicht los. Sie grübeln und sinnieren ständig, selbst über längst Vergangenes. Den Ihnen zugefügten Schmerz oder die Enttäuschung können Sie nicht überwinden und vergessen. Sie spüren körperliche Beschwerden und wissen instinktiv, dass diese mit Ihrer inneren Verfassung, mit Ihrer Mutlosigkeit zusammenhängen. Trotz allem ist es Ihnen am liebsten, wenn Sie für sich sind; tröstende Worte mögen Sie gar nicht.

▶ **Platinum metallicum D12:** Sie sind eine attraktive Frau mit Sexappeal, und manchmal wird Ihnen ein herablassendes, sogar hochmütiges Verhalten unterstellt. In Ihrem Seelenleben tauchen aber immer wieder dunkle Wolken auf, und Sie werden melancholisch. Prompt reagieren Sie mit Kopfschmerzen oder gar Migräne.

▶ **Pulsatilla D12:** Wenn nur diese starken Stimmungsschwankungen nicht wären! An manchen Tagen macht das Leben richtig

Freude – und dann sieht wieder alles trostlos aus: Die Stimmung sinkt ohne Grund auf einen Tiefpunkt, und Ihnen ist nur noch nach Weinen zumute. Launenhaft seien Sie, wurde Ihnen schon gesagt. Aber eigentlich brauchen Sie nur tröstenden Zuspruch und gute Worte. Dies bessert deutlich Ihr Stimmungstief.

Antriebslosigkeit und Mutlosigkeit

Sich aufzuraffen, in die »Gänge zu kommen« fällt nicht allen leicht, insbesondere den phlegmatischeren Naturen unter uns. Wenn dann auch noch das Wintertief oder die Frühjahrsmüdigkeit hinzukommen, werden Aktivitäten noch schwieriger. Manchmal jedoch liegt die Antriebsschwäche an ganz bestimmten Situationen, wie einem Zuviel an Arbeit, den Wechseljahren oder an seelischen Belastungen.

Energiebremse Stress

Diese Mittel können helfen:

▶ **Aurum metallicum D12:** Sie haben das Gefühl, versagt zu haben und fühlen sich dafür verantwortlich, dass Sie an Ansehen und Macht verloren haben. Sie machen sich Vorwürfe, sind mutlos, apathisch und des Lebens überdrüssig. Immer wieder kommt es zu heftigen emotionalen Ausbrüchen, die sich bis zur Aggressivität steigern können.

▶ **Cimicifuga D12:** Bedingt durch die Wechseljahre und der damit verbundenen Hormonumstellung spüren Sie innere Unruhe und Ängstlichkeit. Sie sind gedrückter Stimmung, ohne »Power« und verzagt. Ihnen ist alles zu eng, Sie haben Platzangst, wenn Sie sich in kleinen Räumen aufhalten oder mit dem Auto oder der Bahn unterwegs sind.

Hormone beeinflussen die Psyche

▶ **Ferrum metallicum D12:** Eigentlich haben Sie ein blühendes Aussehen und sogar immer wieder leicht gerötete Wangen, dabei sind Sie ein Mensch mit »durchscheinender« Haut. Deutlich spüren Sie Ihre Erschöpfbarkeit, Ihre rasch nachlassende Leistungsfähigkeit – was bei Ihnen zu einer gewissen Mutlosigkeit führen kann. Schwindelgefühl und Ohnmachtsneigung sowie Kopfschmerzen sind Ihnen nicht fremd. Auch mangelt es Ihnen an körperlicher Widerstandskraft. Immer wieder »fangen« Sie sich Infekte.

▶ **Gelsemium D12:** Emotionale Ereignisse wie Aufregungen, Stress, Sorgen und Prüfungsangst lähmen Sie geradezu. Nichts bewegt sich mehr. Sie können nicht mehr schlafen, spüren eine zittrige Schwäche und können kaum noch die Augen offen halten. Gleichzeitig sind Sie nervös und ängstlich. Dieser Zustand überkommt Sie häufiger im Frühjahr und bei Föhn. Er kann aber auch in Zusammenhang mit einer (Sommer)-Grippe auftreten.

▶ **Graphites D12:** Die niedergeschlagene Stimmung macht Sie apathisch, nimmt Ihnen Mut und Antrieb; und das tut Ihrem ohnehin schwach ausgeprägten Selbstbewusstsein nicht gerade gut. Sie haben häufig Probleme mit der Merkfähigkeit, auch zögern Sie lange, wenn es darum geht, Entscheidungen zu fällen. Ihr Übergewicht ist nur äußerlich die sprichwörtlich »dicke Haut"; in Ihrem Innern fühlen Sie sich verzagt und oft hilflos. Sie haben eine große Neigung zur Verstopfung und spüren selten Stuhldrang.

▶ **Silicea D12:** Ihr Mangel an Selbstbewusstsein lässt Sie vor jeder Aufgabe zurückschrecken. In Ihnen macht sich die Angst vor dem Versagen breit; den Misserfolg bei der Ihnen gestellten Aufgabe und Herausforderung sehen Sie schon förmlich vor sich. Sie sind viel zu schnell entmutigt und werden antriebslos, zumal geistige Arbeit Sie erschöpft. Und dann spüren Sie besonders intensiv das körperliche Kältegefühl.

Glaubt nicht an sich selbst

Grübeln

Nachzudenken gehört zur Entscheidungsfindung ebenso wie zur Bewältigung von Erlebtem dazu. Drehen sich jedoch Ihre Gedanken immerzu um das Gleiche, wälzen Sie eine Situation, ein Problem hin und her, ohne zu einem Ergebnis zu kommen, grübeln Sie endlos, dann ist dies eine enorme Belastung, die sich nicht nur auf das seelische, sondern auch auf das körperliche Wohlbefinden auswirkt.

Diese Mittel können helfen:

▶ **Arsenicum album D12:** Sie sind von einer enormen Unruhe getrieben und fühlen sich wie gejagt; immerzu müssen Sie in Bewegung sein. Das Ganze ist verbunden mit Angst und Ängstlichkeit, ohne dass es dafür einen wirklichen Grund gibt. Immer wieder machen Sie sich Gedanken um Ihre Gesundheit. Besonders schlimm ist es nachts, überhaupt, wenn es dunkel ist. Einigermaßen erträglich ist es in Gesellschaft eines anderen Menschen.

▶ **Aurum metallicum D12:** Sie meinen, versagt zu haben, und denken, dafür verantwortlich zu sein, dass Ansehen und Macht verloren gegangen sind. Die Gedanken daran quälen Sie. Alles sieht schwarz aus, und Sie fühlen sich des Lebens überdrüssig. Immer wieder kommt es zu heftigen emotionalen Ausbrüchen.

▶ **Natrium chloratum D12:** Längst vergangener Kummer, Schmerz und Enttäuschungen halten Sie fest im Griff. Sie können nichts vergessen und beschäftigen sich immer wieder mit diesen negativen Erlebnissen. Ihr Körper reagiert darauf mit den verschiedensten Beschwerden. Doch Trost gegenüber verhalten Sie sich ablehnend. Am besten geht es Ihnen noch, wenn Sie allein sind.

▶ **Plumbum metallicum D12:** Niedergeschlagenheit und Ängstlichkeit machen sich bei Ihnen immer mehr breit. Häufig grübeln Sie lange, haben düstere Zukunftsgedanken. Auch vergessen Sie immer wieder Dinge des täglichen Lebens. Im Körperlichen stellen sich möglicherweise Probleme mit Bluthochdruck ein.

▶ **Staphisagria D12:** Auf Demütigungen und Kränkungen reagieren Sie mit starker seelischer Betroffenheit. Sie sind schnell gekränkt und verletzt; und diese Gefühle lassen Sie nicht mehr los. Ständig müssen Sie über das erfahrene Unrecht nachdenken. Die meisten Ihrer Beschwerden sind auf unterdrückte Gefühle zurückzuführen. Manchmal entladen sich die aufgestauten Emotionen auch in einem Wutanfall.

Misserfolgsgedanken, düstere Zukunftserwartung

Das Selbstbewusstsein ist untergraben. Nichts wird klappen. Alles wird schief gehen ... – diese Gedanken lähmen jede Aktivität. Warum auch noch etwas anfangen, wenn der Misserfolg vorprogrammiert ist? Ein Teufelskreis, aus dem es möglichst schnell auszubrechen gilt.

Diese Mittel können helfen:

▶ **Argentum nitricum D12:** Sie sind stets in Eile, und alles geht Ihnen zu langsam. Totzdem sind Sie voller Ängstlichkeit; neue Aufgaben bereiten Ihnen größte Sorgen. Stets planen Sie Ihren Misserfolg, Ihr Scheitern ein.

Je nach Gefühlslage können berufliche Aufgaben eine echte Belastung sein.

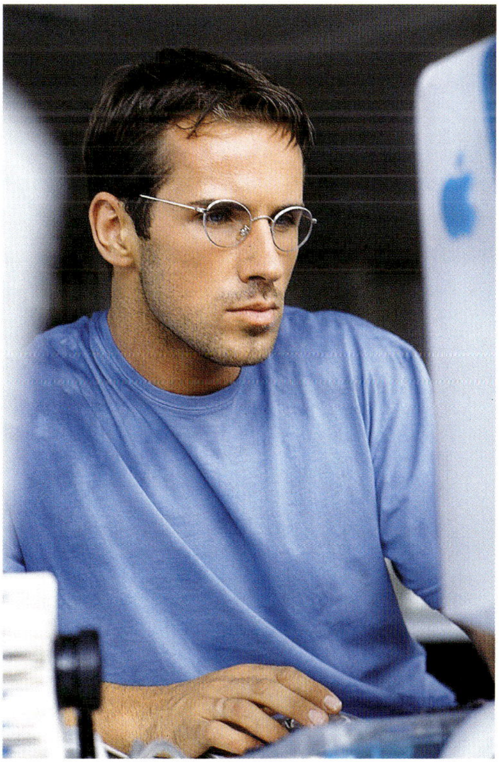

Auch Flug-, Platz- und Höhenangst sind Ihnen nicht fremd. Wenn Sie aus einem Hochhausfenster, von einem Turm oder gar von einem Berg herabsehen, überkommt Sie die reine Panik. Enge Räume ebenso wie große Menschenansammlungen nehmen Ihnen geradezu die Luft.

Gefühl, an allem Schuld zu haben

▶ **Aurum metallicum D12:** Sie glauben, versagt zu haben und fühlen sich dafür verantwortlich, dass Ansehen und Macht verloren gegangen sind. Die Zukunft bereitet Ihnen augenscheinlich keine weiteren Perspektiven mehr. Sie machen sich Selbstvorwürfe, fühlen sich mutlos und apathisch; Sie spüren in sich einen Lebensüberdruss, der Sie melancholisch sein lässt. Immer wieder kommt es zu heftigsten emotionalen Ausbrüchen, die sich bis zur Aggressivität steigern können.

TIPP!

Auch wenn es schwer fällt – versuchen Sie ganz gezielt etwas für Ihre Stimmung, Ihr allgemeines Wohlbefinden zu tun! Gönnen Sie sich Entspannung, unternehmen Sie Dinge, die Ihnen Freude bereiten. Oftmals kann schon ein »Kick« von außen dazu beitragen, dass man die Welt wieder mit anderen Augen sieht!

▶ **Causticum D12:** Sie sind ein überaus sensibler, sehr einfühlsamer Mensch; Ihr Sinn für Gerechtigkeit ist besonders ausgeprägt. Typisch für Sie ist, dass Sie eher ängstlich und oft melancholisch gestimmt sind. Teilweise haben Sie das Gefühl, wie gelähmt zu sein. Dann müssen Sie sich regelrecht selbst antreiben. Sie leiden unter einer ständigen Furcht, die oft mit Zwangsvorstellungen und Zukunftsängsten einhergeht. Für Sie sind Zuwendung und ein harmonisches Umfeld sehr wesentlich.

▶ **Phosphorus D12:** Sie sind ein innerlich angespannter und eher ängstlicher Mensch, auch sehr schreckhaft – selbst das geringste Geräusch lässt Sie zusammenzucken. Vor allem Gewitter, insbesondere, wenn sie nachts hereinbrechen, lösen bei Ihnen Angstzustände aus. Deshalb sind Sie nur ungern allein. In Ihrer lebhaften Phantasie nehmen Sie dann Dinge wahr, die in Wirklichkeit gar nicht existieren, und Sie werden von dunklen Vorahnungen geplagt.

Überbordende Phantasie

▶ **Silicea D12:** Ihr Mangel an Selbstbewusstsein lässt Sie oftmals vor neuen Aufgaben zurückschrecken. In Ihnen macht sich die Angst vor dem Versagen breit; den Misserfolg bei der Ihnen gestellten Aufgabe und Herausforderung sehen Sie förmlich schon vor sich. Sie sind schnell entmutigt und resignieren; geistige Arbeit erschöpft Sie. Und dann spüren Sie besonders intensiv ein körperliches Kältegefühl.

▶ **Thuja D12:** Sie sind hastig, ungeduldig, haben viele Ideen und sind kreativ. Bei Gedanken an die Zukunft beschleicht Sie jedoch immer wieder ein schwermütiges Gefühl, und Sie erwarten das Schlimmste. Leicht sind Sie über Kleinigkeiten aufgebracht. Dabei gehen Sie nicht jedem Streit aus dem Weg. Unerträglich ist für Sie nasskaltes Wetter, denn dann melden sich rheumatische Beschwerden; auch treten oft akute Infekte auf. Allgemein zeigt sich eine Neigung zu fetter (Gesichts-) Haut und Warzen.

Essstörungen

Von eigentlichen Essstörungen wie Magersucht oder Bulimie ist hier nicht die Rede; vielmehr davon, dass besonders bei Stress und psychischer Belastung der Hang zu Süßem oder die Neigung, übermäßig zuzugreifen, noch größer wird.

Diese Mittel können helfen:

▶ **Antimonium crudum D12:** Sie haben das Gefühl, immer essen zu müssen; teilweise verschlingen Sie die Mahlzeiten geradezu. Dabei kennen Sie die Folgen: Beschwerden im Magen-Darm-Bereich. Saure Speisen und Wein meiden Sie allerdings wegen einer bekannten Unverträglichkeit. Ihre Stimmungslage ist allgemein nicht die beste. Oft sind Sie verdrießlich, und das für längere Zeit.

▶ **Calcium carbonicum D12:** Sie wissen um Ihre Gewichtsprobleme. Dennoch ist Essen – vor allem Eiergerichte, aber auch Süßspeisen – für Sie ganz besonders wichtig. Selbst wenn Sie häufig ein Völlegefühl haben, spüren Sie trotzdem Hunger. Die Situation und das Thema »Übergewicht« machen Sie mutlos, manchmal werden Sie deshalb geradezu ängstlich.

▶ **Graphites D12:** Ihr Übergewicht, Ihre augenscheinlich »dicke Haut«, ist nur die Tarnung

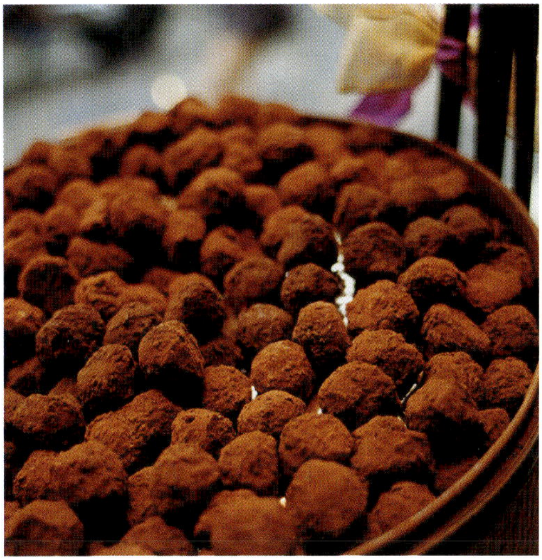

Manchmal fällt es zu schwer, den kleinen Verführern zu widerstehen!

Ihrer seelischen Verfassung: Im Grunde sind Sie verzagt, ohne Mut und könnten nur weinen. Oft wünschen Sie sich mehr Elan, um endlich in Schwung zu kommen und Entscheidungen fällen zu können.

▶ **Lycopodium D12:** Immer diese Süßigkeiten! Aber so sehr Sie sich einen Verzicht auf Süßes auch vorgenommen haben, es fällt Ihnen unendlich schwer. Ihr Essverhalten ist ebenso typisch: Meist laden Sie sich zu viel auf den Teller, oder Sie bestellen mehr, als Sie letztlich essen können. Schon nach wenigen Bissen sind Sie gesättigt, selbst wenn Sie sich zuvor mit Heißhunger an den Tisch gesetzt haben.

Sucht nach Süßigkeiten

▶ **Phosphorus D12:** Sie verzehren bei einzelnen Mahlzeiten zwar nicht viel, legen im Laufe des Tages jedoch häufig eine Pause ein, um etwas zu essen und zu trinken. Erst dann geht es wieder weiter, sei es in der Arbeit oder in der Freizeit. Dabei dürften Sie sich zu den Menschen zählen, die dennoch nicht an Gewicht zunehmen.

Heimweh

Nur, wer die Sehnsucht kennt, weiß was ich leide ... genau das ist Heimweh. Eine Sehnsucht, die Klein und Groß fern von zu Hause und den geliebten Menschen überfällt. Natürlich kommt man meist auch ohne jede Hilfe darüber hinweg. Wird aber das Heimweh zu stark, ist eine homöopathische Selbstbehandlung einen Versuch wert.

Diese Mittel können helfen:

▶ **Capsicum D12:** Capsicum, das aus der scharfen Paprika hergestellte homöopathische Arzneimittel, wird nicht nur bei brennenden Schmerzen eingesetzt, sondern hat interessanterweise einen besonderen Bezug zu Beschwerden, die durch Heimweh ausgelöst werden. Insbesondere bei Kindern hat sich das Mittel

Leidet Ihr Kind unter Heimweh?

Auf einer Klassenreise oder bei unfreiwilligem Aufenthalt fernab von zu Hause können Kinder von Heimweh geradezu überrollt werden. Vorbeugend helfen 2-mal täglich 5 Globuli. Diese werden fünf Tage lang vor Reiseantritt eingenommen.

Für den Notfall können Sie den zuständigen Erziehern oder Lehrern das entsprechende Mittel in der Potenz D12 mit genauer schriftlicher Dosierungsanweisung mitgeben: 2-mal täglich 5 Globuli.

bewährt, vor allem, wenn sie in Ruhe gelassen werden wollen und unter mangelndem Appetit leiden. Auffällig sind dabei – und hier sieht man den deutlichen Bezug zur roten Paprika – die geröteten Wangen.

▶ **Ignatia D12:** Durch die Trennung von einem lieb gewordenen Menschen tritt bei Ihnen das Gefühl von Heimweh auf. Dabei ist Ihre Stimmung sehr wechselhaft: Sie lachen, doch im nächsten Moment brechen Sie in Tränen aus.

▶ **Phosphorus D12:** Vor dem Alleinsein haben Sie regelrecht Angst, denn Gesellschaft und Kontakt ist Ihr Lebenselixier. Sie brauchen den Austausch mit anderen Menschen. Und so fällt Ihnen die Trennung von zu Hause besonders schwer.

▶ **Pulsatilla D12:** Sie sind höchst ungern allein, brauchen die Umsorgung und Nestwärme Ihres Zuhauses und der von Ihnen geliebten Menschen. Deshalb fällt es Ihnen ausgesprochen schwer, sich von nahe Stehenden zu trennen. Auffallend dabei ist: Ihre Stimmung ist einem häufigen Wechsel unterworfen.

Kontaktschwierigkeiten

Erst in letzter Zeit wird von der Wissenschaft in vollem Ausmaß erkannt, welche gesundheitliche

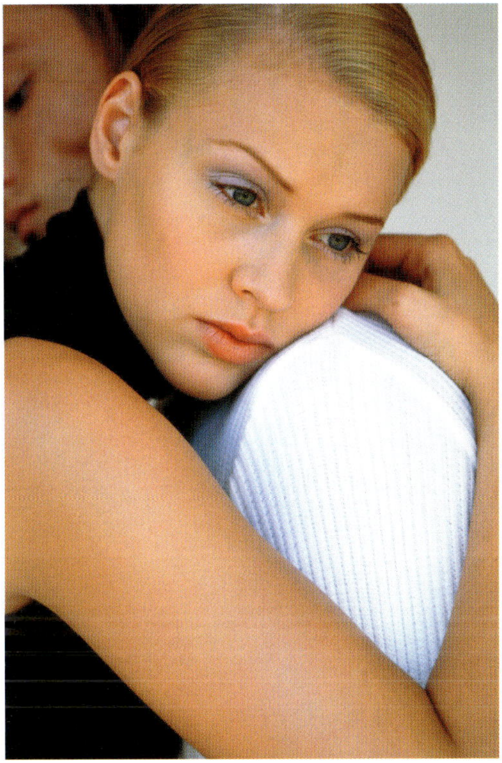

In manchen Situationen braucht man den Partner besonders.

Bedeutung der Kontakt eines Menschen zu anderen, seine soziale Einbettung, hat. Selbst, wenn Sie meinen, andere nicht zu brauchen: Geben Sie sich einen Ruck und suchen Sie die Gesellschaft. Ein richtig gewähltes Homöopathikum kann Ihnen hierbei Hilfe leisten.

Diese Mittel können helfen:

▶ **Antimonium crudum D12:** Ihre Stimmungslage ist allgemein nicht die beste. Selbst von Freunden mussten Sie sich schon sagen lassen, Sie seien verdrießlich und

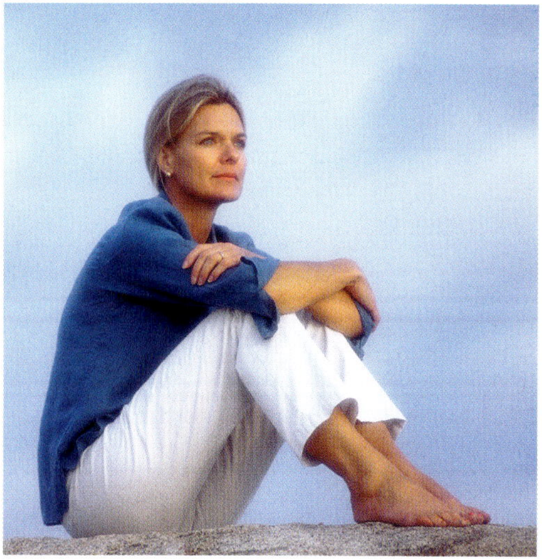

Sich zurückzuziehen ist nicht immer die richtige Lösung.

mürrisch; und eigentlich haben Sie an vielem auch kein Interesse und wollen für sich sein, mit niemand reden. Ständig haben Sie das Gefühl, etwas essen zu müssen. Dabei schlingen Sie die Mahlzeiten geradezu herunter, obwohl Sie wissen, dass Sie anschließend unter Verdauungsbeschwerden leiden. Wein und saure Speisen vertragen Sie überhaupt nicht.

▶ **Calcium carbonicum D12:** Sie sind ein eher schüchterner und leicht ängstlicher Mensch, denn schnell überkommen Sie Mutlosigkeit und eine gedrückte Stimmung. Ihre Vitalität und Spannkraft sind eingeschränkt, und Sie ermüden rasch. Deshalb wollen Sie auch lieber für sich sein. Zentrales Thema für Sie sind Ihre anhaltenden Gewichtsprobleme; Sie fühlen sich wie aufgeschwemmt. Auch leiden Sie unter ständig wiederkehrenden Atemwegsinfektionen und Hautproblemen.

▶ **Natrium chloratum D12:** Sie kapseln sich ab, denken dabei immer wieder über vergangenen seelischen Schmerz nach. Ständig kreisen Ihre Gedanken darum. Sie können das Geschehene einfach nicht »zu den Akten« legen. Dabei sind Sie keinem Trost zugänglich. Es besteht die Neigung, die eigenen Emotionen kontrollieren zu wollen. Oftmals leiden Sie unter psychosomatischen Beschwerden, die mit Ihrem anhaltenden Kummer zu tun haben.

▶ **Plumbum metallicum D12:** Niedergeschlagenheit und Ängstlichkeit machen sich bei Ihnen immer mehr breit. Sie grübeln lange Zeit über Dinge, haben düstere Zukunftsgedanken. Im Alltag neigen Sie zu Vergesslichkeit. Auf der körperlichen Ebene haben Sie nicht selten Probleme mit einem zu hohen Blutdruck.

Flucht vor Menschen

▶ **Selenium D12:** Ihre Stimmung ist meist gedrückt, und Sie sind eher menschenscheu. Häufig fühlen Sie sich müde, erschöpft und wollen Ihre Ruhe haben. Ihr Kopf ist wie benommen. Nicht selten besteht ein großes Verlangen nach Alkohol, der aber nicht vertragen wird (so kommt es z. B. zu Kopfschmerzen). Sexuelles interessiert Sie zwar sehr, aber auch bei diesem Thema leiden Sie unter der körperlichen Schwäche.

▶ **Sepia D12:** Sie fühlen sich erschöpft und wollen einfach nur Ihre Ruhe haben; Ihr Job, die Familie, ja selbst Ihr Partner – alles ist Ihnen zu viel, und so machen sich Gleichgültigkeit und Ablehnung bei Ihnen breit. Sie wollen allein sein und gehen zu Ihrer Umwelt auf Distanz.

▶ **Sulfur D12:** Sie stecken voller Ideen, haben eine Neigung zum Philosophieren. Manche Menschen finden Sie sonderbar, weil Sie sich abkapseln. Beim Arbeiten und im Alltag sind Sie leicht »chaotisch«; Sie können sehr unleidlich reagieren, nörgeln schnell, und Ihre Unzufriedenheit wächst rasch. Ihnen wird leicht warm, und Sie schwitzen sehr unangenehm. Nehmen die Emotionen zu, tritt bei Ihnen nicht selten ein Hautausschlag auf.

Kränkung und Kummer

Kränkungen lassen sich kaum vermeiden. Oft kommt es genau dann zu Verletzungen, wenn man seinen Schutzschild abgelegt hat, wodurch man erst verwundbar wird. Die Frage ist nur: Wie geht man damit um?

Diese Mittel können helfen:

▶ **Acidum phosphoricum D12:** Sie fühlen sich erschöpft, antriebsschwach und innerlich leer. Nein, im Augenblick wollen und können Sie einfach nicht mehr. Vielleicht haben Sie auch Liebeskummer, der alles nur noch schlimmer macht. – Dieses homöopathische Mittel aus der verdünnten Phosphorsäure hat einen besonderen Bezug zum zentralen Nervensystem und bewährt sich vor allem bei Beschwerden, die durch Überanstrengung, Sorgen, Kummer und Liebeskummer ausgelöst werden.

▶ **Ambra D6:** Sie sind zurückhaltend und schüchtern. Auf Ihre Mitmenschen reagieren Sie zum Teil empfindlich, denn Sie sind zart »besaitet«. Dass Sie schnell erröten, ist Ihnen unangenehm. Wegen Ihrer Sorgen können Sie häufig nicht schlafen. Ihre Sensibilität und Schwäche äußert sich auch im Körperlichen. Sie spüren: Ihre Kräfte sind begrenzt.

Kummer raubt den Schlaf

▶ **Ignatia D12:** Vor nicht allzu langer Zeit haben Sie einen seelischen Schmerz erlitten. Nun fühlen Sie sich bedrückt, müssen immer wieder seufzen und weinen; es ist, als ob ein Kloß in Ihrem Hals säße. Das Leben erscheint Ihnen »dunkelgrau«, und Sie sind verzweifelt.

▶ **Lachesis D12:** Sie wissen um Ihr Misstrauen und Ihre Neigung zu eifersüchtigen Reaktionen, die bei Ihnen immer wieder in Liebeskummer münden können. Sie sind äußerst mitteilsam und lieben das Gespräch. Morgens beim Erwachen spüren Sie eine Verschlimmerung Ihres Befindens, und auch vor dem Einsetzen der Periodenblutung fühlen Sie sich schlechter.

Nichts wird vergessen

▶ **Natrium chloratum D12:** Der Kummer sitzt tief, die Kränkung hat Sie sehr betroffen gemacht, und Sie haben Schwierigkeiten, das Geschehene zu verarbeiten, zu vergessen. Hilfe und tröstende Worte lehnen Sie ab; es ist Ihnen am liebsten, wenn Sie ohne Gesellschaft sind.

▶ **Staphisagria D12:** Sie fühlen sich anderen Menschen ausgeliefert. Es scheint, als ob diese Sie immer wieder verletzen und kränken. Dennoch fressen Sie den Kummer und die Wut in sich hinein. Dabei neigen Sie jedoch dazu, das Verhalten Ihrer Umwelt zu entschuldigen; Ihre eigenen Gefühle unterdrücken Sie dabei. Tief in Ihrem Inneren allerdings arbeitet es schwer, und so kann es passieren, das alles irgendwann doch einmal aus Ihnen herausbricht.

Lampenfieber, Prüfungsangst

»Ich werde bestimmt meinen Text vergessen, ich weiß nichts mehr, mir ist jetzt schon schlecht, ich werde vorher kein Auge zutun ...!« – Das Lampenfieber hat voll zugeschlagen. Warum also nicht mit einigen kleinen homöopathischen Kügelchen die Nerven besänftigen?

Diese Mittel können helfen:

▶ **Argentum nitricum D12:** Wenn ein wichtiges Ereignis ansteht, sind Sie extrem nervös und leiden unter Lampenfieber. Sie haben Ängste und Alpträume, dass alles schief gehen, nichts klappen wird. Dies äußert sich auch körperlich: Sie müssen häufig Wasser lassen, und manchmal leiden Sie vor lauter Aufregung sogar unter Durchfall.

▶ **Gelsemium D12:** Sie haben einen typischen »Blackout« und

TIPP!

Manche Schulkinder und Jugendliche sind vor Prüfungen mehr als aufgeregt. Bei großer Nervosität und Angst, bei Bauchkrämpfen und Durchfall ist häufig Argentum nitricum D12 das richtige Mittel. Die Dosierung sollte dann folgendermaßen aussehen: Zwei bis drei Tage vor der Prüfung 2-mal täglich 5 Globuli. Lesen Sie aber dennoch auch die Informationen über die anderen Mittel durch. Bei ausgeprägter Schulangst sollten Sie eine Konstitutionsbehandlung in Erwägung ziehen.

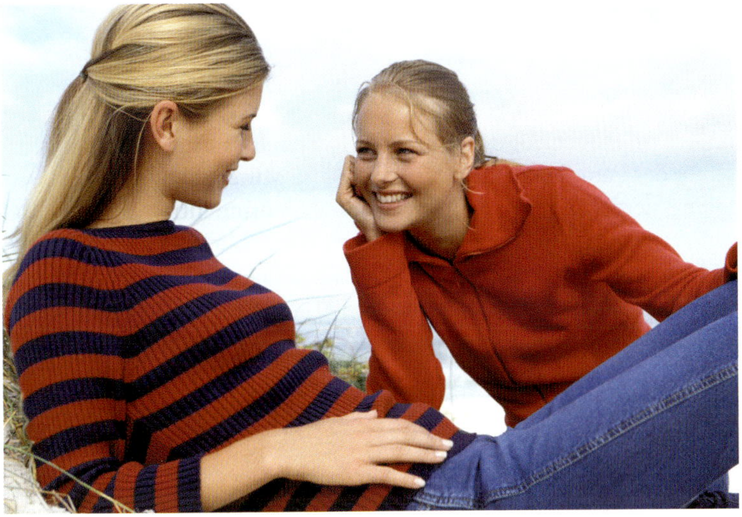

Mit den richtigen Globuli können Schulstress und Prüfungsangst genommen werden.

bekommen nichts auf die Reihe. Dabei sind Sie wie gelähmt, zittern am ganzen Körper, und das Denken fällt Ihnen schwer. Gleichzeitig haben Sie das Gefühl, als ob Ihr Herz stehen bleiben würde.

▶ **Silicea D12:** Ihr Mangel an Selbstbewusstsein lässt Sie vor jeder Prüfung zittern und bangen. In Ihnen macht sich die Angst vor dem Versagen breit; den Misserfolg bei der Ihnen gestellten Aufgabe und Herausforderung sehen Sie förmlich schon vor sich. Sie sind viel zu schnell entmutigt. Das alles hat zur Folge, dass Sie sich nicht mehr konzentrieren können und Ihr Kopf wie »leer gefegt« ist.

Kein Mut für neue Aufgaben

▶ **Strophantus D6:** Ihre ganze Angst zeigt sich an Ihrem Herzen: es klopft zum Zerspringen und rast wie wild. – In den Samen der afrikanischen Pflanze Strophantus ist ein Inhaltsstoff mit deutlicher Wirkung auf das Herz enthalten, das Strophantin. Es wird auch heute noch als Arzneistoff zur Behandlung von Herzkrankheiten eingesetzt.

Nervosität und Reizbarkeit

Die Nerven liegen blank, sind angespannt wie die gestraffte Saite eines Bogens. Jedes äußere Ereignis ruft sofort eine unverhältnismäßig heftige Reaktion hervor, alles regt einen auf. Nichts fehlt jetzt mehr als Ruhe und Gelassenheit. Ist dieser Zustand vorübergehend, dann nutzen Sie die

Möglichkeiten der Homöopathie. Neigen Sie wiederkehrend zu Reizbarkeit und Nervosität, empfiehlt sich die konstitutionelle Behandlung durch einen erfahrenen Homöopathen.

Diese Mittel können helfen:

▶ **Arsenicum album D12:** Sie spüren eine innere Unruhe, die mit großer Angst verbunden ist. Sie sind wie getrieben, müssen selbst nachts aus dem Bett und können keine Ruhe finden. Oft tritt sogar Todesangst auf, obwohl diese unbegründet ist.

Chronischer Zeitmangel und Stress fördern innere Unruhe.

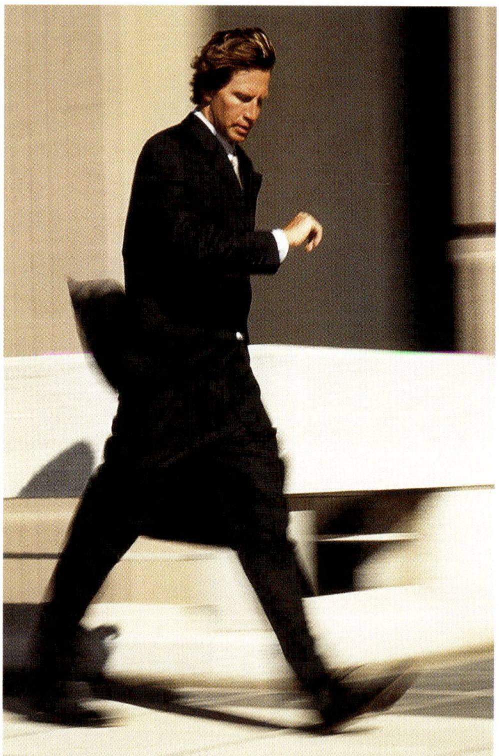

▶ **Bryonia D12:** Am liebsten ist es Ihnen, wenn Sie in Ruhe gelassen werden und wenn Sie für sich sind; sonst fühlen Sie sich gereizt, ärgerlich und fahren rasch aus der Haut. Die Gedanken an den Beruf, an den Arbeitsplatz oder an die Finanzen können Sie nicht abschütteln, und Sie spüren, wie sich dabei unwillkürlich alle Muskeln schmerzhaft verkrampfen. Häufig treten dann auch Kreuzschmerzen bei Ihnen auf.

Wiederkehrende Gedanken

▶ **Chamomilla D12:** Sie sind ärgerlich, gereizt und können überhaupt nichts vertragen, vor allem keine Kritik. Sie neigen zu Zornesausbrüchen, sind durch nichts zu beruhigen und können sehr ungerecht werden.

▶ **Colocynthis D12:** Sie wissen um Ihr derzeit schwaches Nervenkostüm, dass selbst Kleinigkeiten Sie aus der Fassung bringen und Sie dann viel zu heftig reagieren. Oftmals verlassen Sie wutentbrannt den Schauplatz einer Auseinandersetzung. Auch wissen Sie, dass diese Reizbarkeit nicht gut für Ihren Bauch ist: Es treten krampfartige Schmerzen auf, die so stark sind, dass Sie sich zusammenkrümmen müssen.

▶ **Sepia D12:** Eigentlich wollen Sie nur Ihre Ruhe, denn Sie fühlen sich sehr erschöpft. Alles ist Ihnen zu viel: Arbeit, Familie, Partner … Daraus resultiert eine gewisse Gereiztheit bis hin zu Aggressivität. Besser geht es Ihnen, wenn Sie in Bewegung oder allein sind.

▶ **Sulfur D12:** Sie stecken voller Ideen, diskutieren und theoretisieren gerne. Chaos beim Arbeiten und im Alltagsleben ist Ihnen nicht völlig fremd. Sie fühlen sich oft ruhelos, nervös und sind leicht reizbar, weshalb Sie rasch unleidlich reagieren und anfangen herumzunörgeln. Ihnen wird leicht warm, und Sie schwitzen sehr schnell.

▶ **Zincum metallicum D12:** Sie sind nervös und empfinden eine starke körperliche Unruhe. Am meisten machen Ihnen Ihre Beine zu schaffen, die sich vor allem nachts unwillkürlich bewegen. Tagsüber sind Sie schläfrig und wie benebelt, finden aber trotzdem nachts nur schwer Schlaf und haben unruhige Träume.

Schuldgefühle und Selbstvorwürfe

Zu großes Verantwortungsgefühl

Sich über die eigene Verantwortung im Klaren zu sein und diese zu übernehmen, ist mehr als wichtig. Manchmal jedoch kann das Gefühl, für etwas verantwortlich zu sein, überhand nehmen und in Schuldgefühle ausarten, die völlig unangemessen sind.

Diese Mittel können helfen:

▶ **Aurum metallicum D12:**

Hinweis

Scheuen Sie sich nicht, professionelle Hilfe in Anspruch zu nehmen, wenn die Schuldgefühle zu stark werden und Sie sich selbst nur noch Vorwürfe machen.

Heftige Gefühlsausbrüche

Ohne Mut und Energie, voller Melancholie – das ist Ihre derzeitige Verfassung. Ursache hierfür ist Ihr Gefühl, versagt zu haben, verantwortlich dafür zu sein, dass Sie an Ansehen und auch an Macht verloren haben. Typisch für Sie ist, dass Ihre Emotionen unkontrolliert und heftig aus Ihnen herausbrechen.

▶ **Causticum D12:** Sie sind ein überaus sensibler, sehr einfühlsamer Mensch. Da Sie sehr mitfühlend sind, ist auch Ihr Sinn für Gerechtigkeit besonders ausgeprägt. Ihre Grundstimmung ist eher ängstlich, nicht selten sind Sie melancholisch. Sie leiden unter einer ständigen Furcht, die oft sogar mit Zwangsvorstellungen einhergeht. Für Sie ist es ganz wichtig, Zuwendung zu bekommen; und auch ein harmonisches Umfeld ist für Sie wesentlich.

▶ **Kalium carbonicum D12:** Sie sind ein eher ängstlicher, zu Verzagtheit neigender Mensch. Doch Ihre Verletzlichkeit verbergen Sie sehr gut, zumal Pflichtbewusst-

Zu wenig Kraft

sein bei Ihnen an oberster Stelle steht. Sie neigen zu Schwäche, Kraftlosigkeit und Schweißausbrüchen, was Sie zuweilen reizbar und unzufrieden macht. Ihre Korrektheit lässt Sie Geschehnisse oft pessimistisch sehen, und dann melden sich prompt wieder Ihre Kreuzschmerzen.

▶ **Natrium chloratum D12:** Die Vergangenheit lässt Sie nicht los. In Ihren Gedanken ist der alte Kummer immer wieder präsent, denn Sie können die Verletzung nicht vergessen. Die verschiedenen körperlichen Beschwerden hängen mit Ihrer inneren Verfassung zusammen. Trotz allem ist es Ihnen am liebsten, wenn Sie allein sind; tröstenden Zuspruch mögen Sie gar nicht.

▶ **Pulsatilla D12:** Sie fühlen sich verunsichert und machen sich schnell selbst Vorwürfe. Dies ruft bei Ihnen eine sehr wechselnde Stimmung hervor und – ganz offen gesagt – auch eine gewisse Launenhaftigkeit. Das Alleinsein bekommt Ihnen überhaupt nicht; Sie fühlen sich unter Menschen und in Gesellschaft viel wohler. Typisch für Sie ist ebenso, dass Sie »nah am Wasser gebaut« haben.

▶ **Staphisagria D12:** Empfindlich und sensibel wie Sie sind, fühlen Sie sich schnell verletzt. Dennoch wehren Sie sich nicht. Ihre innere Aufregung, Ihre Wut und Ihr Zorn über die erfahrene Kränkung machen Ihnen gleichzeitig ein schlechtes Gewissen. Sie sind schüchtern und halten sich eher zurück, doch innerlich fühlen Sie sich gereizt und zittern vor Wut; aber nichts scheuen Sie so sehr wie eine Auseinandersetzung.

Stimmungsschwankungen

Himmelhoch jauchzend – zu Tode betrübt, so lassen sich Stimmungsschwankungen beschreiben. Wie stark diese sind, das hängt auch von der Konstitution eines Menschen ab: Bei manchen schlägt der Stimmungspegel einfach weiter aus als bei anderen. Unter einem starken Auf und Ab der Gefühle zu leiden ist ausgesprochen anstrengend. Hier kann die Homöopathie regulierend eingreifen.

Diese Mittel können helfen:

▶ **Alumina D12:** Sie sind ein eher hastiger Mensch. Ihre innere Verfassung ist sehr von Ängstlichkeit geprägt, von einer spürbaren Unruhe, die auch zu Zittern führen kann. Sie fühlen sich manchmal wie gelähmt und kraftlos. Die Trockenheit Ihrer Haut und Schleimhaut ebenso wie die vorhandene Ekzemneigung belasten Sie sehr. Sie sind eher schlank, und Ihnen ist ständig kalt.

▶ **Ignatia D12:** Ihr Hals ist wie zugeschnürt, trotzdem lachen Sie,

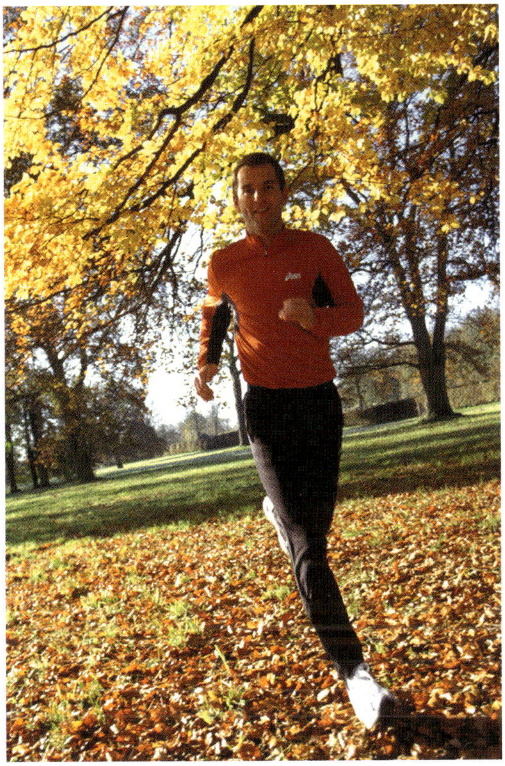

Regelmäßige körperliche Bewegung sorgt für eine ausgeglichene Stimmung.

obwohl Ihnen nach Weinen zumute ist. Der erlittene Kummer lässt Sie häufig unwillkürlich seufzen. Sie spüren, wie rasch Ihre Stimmung umschlägt; und plötzlich können Sie in einen Weinkrampf ausbrechen. Sie wollen lieber allein sein und nicht getröstet werden.

▶ **Magnesium carbonicum D12:** Ihre nervöse Gereiztheit lässt Sie oftmals so sprunghaft sein. Hinzu kommen die anhaltende morgendliche Müdigkeit und die geringe Ausdauer. Dies alles schlägt auf Ihre Stimmung. Erst zum Abend hin geht es Ihnen allmählich besser. Typisch für Sie ist auch die mangelnde Widerstandskraft mit der Neigung zu Erkältungskrankheiten.

▶ **Pulsatilla D12:** Ihre Stimmung wechselt schnell. An manchen Tagen sind Sie voller Lebensfreude, bis Sie plötzlich – und das oftmals ganz ohne Grund – wieder in ein »schwarzes Loch« stürzen. Ihr Leben sieht dann grau und trist aus, und Sie könnten nur noch weinen. Sobald Sie jedoch Trost und Zuspruch erfahren, geht es Ihnen besser. Dann verziehen sich die dunklen Wolken, und das Leben erscheint gleich viel positiver.

Nähe ist besonders wichtig

▶ **Sepia D12:** Alles zerrt an Ihren Nerven – die Familie, der Partner, der Job, und so reagieren Sie gereizt und aggressiv. Ursache hierfür ist, dass Sie sich völlig ausgelaugt fühlen und deshalb Ihre Ruhe haben wollen. Die finden Sie jedoch nur, wenn Sie allein sind. Es geht Ihnen aber auch besser, wenn Sie sich bewegen.

Trauer

Der Verlust eines geliebten Menschen, eine Scheidung ebenso wie Arbeitslosigkeit gehören zu den stärksten psychischen Stressoren. Deshalb ist es so wichtig, über den Verlust zu sprechen und die

Einen schweren Verlust oder eine Trennung zu verarbeiten dauert seine Zeit. In verschiedenen Kulturen heißt es, dass man dazu einmal alle Jahreszeiten erlebt haben muss; und nicht von ungefähr sprechen wir von »Trauerarbeit«. Haben Sie Geduld mit sich selbst, und nehmen Sie eventuell Hilfe in Anspruch. Sie müssen nicht alles allein schaffen!

damit verbundene Trauer zuzulassen. Nur so kann man besser mit dem Ereignis umgehen und die Situation verarbeiten. Lassen Sie sich bei der Bewältigung Ihrer Trauer unterstützen, und nutzen Sie die Homöopathie als einen ersten Schritt dazu.

Diese Mittel können helfen:

▶ **Acidum phosphoricum D12:** Eigentlich ist Ihnen alles gleichgültig; Sie resignieren förmlich, fühlen sich innerlich leer und ohne Kraft. Gleichzeitig spüren Sie auch, dass Ihnen die körperlichen Kräfte fehlen. Sie sind vergesslich und unkonzentriert.

▶ **Aurum metallicum D12:** Der Verlust von materiellen Dingen, von Ansehen und Respekt, oder aber von einem liebgewonnenen Menschen lösen bei Ihnen Hoffnungslosigkeit und Mutlosigkeit aus. Die schwierige Situation kann bei Ihnen aber auch in einem heftigen Anfall von Wut und Zorn münden.

▶ **Causticum D12:** Sie sind niedergeschlagen. Übersensibel nehmen Sie das Leid Ihrer Mitmenschen wahr und empfinden starkes Mitgefühl. Der Kummer lähmt Sie regelrecht. Typisch ist auch, dass Sie sich wie ausgetrocknet fühlen.

Zu viel Mitgefühl

▶ **Ignatia D12:** Die Trauer sitzt Ihnen wie ein Kloß im Hals und schnürt Ihnen regelrecht die Kehle zu. Sie müssen immer wieder tief seufzen. Sobald die Tränen fließen, fühlen Sie sich etwas besser, doch sofort stellt sich wieder die Traurigkeit ein.

▶ **Natrium chloratum D12:** Sie sind sehr niedergeschlagen und fühlen sich von einer großen Traurigkeit erfüllt. Sie tragen selbst weit zurückliegende Krän-

TIPP!

Auch wenn sie scheinbar alles gut »wegstecken«: Kinder leiden extrem unter einem Verlust, ob nun von einem geliebten Menschen, einem Freund oder selbst einem Haustier. Prüfen Sie, ob das Mittelbild den vorherrschenden Beschwerden entspricht. Dosierung: 3 Wochen lang 2-mal täglich 5 Globuli (Kleinkinder 3 Globuli); bei Besserung absetzen.

kungen in sich und können diese nicht loslassen. Dabei ziehen Sie sich zurück und wollen nicht getröstet werden.

▶ **Pulsatilla D12:** Verlust und Trennung machen Ihnen sehr zu schaffen. In solch einer Situation sind Sie mehr denn je auf die Nähe eines Ihnen wichtigen Menschen angewiesen. Dann legen sich Ihre Trauer und die Angst vor der Zukunft etwas; und auch die innere Anspannung lässt ein bisschen nach.

▶ **Staphisagria D12:** Zurückgezogen und schüchtern wie Sie sind, fressen Sie Kummer lange Zeit in sich hinein, obwohl Sie sich sehr verletzt fühlen und innerlich vor Wut beben. Vor einer klärenden Auseinandersetzung fürchten Sie sich allerdings. Lieber schlucken Sie Ihre Gefühle hinunter. Sie sind reizbar, wechselnden Launen unterworfen, dabei jedoch nachgiebig, und es fällt Ihnen schwer, Nein zu sagen.

Überanstrengung, Stress

Stress in Maßen macht aktiv, mental wach und anpassungsfähig. Bestehen die Anforderungen jedoch über einen zu langen Zeitraum hinweg und sind sie zu hoch, werden sie von Körper,

Erfolg kann beruflichen Stress reduzieren.

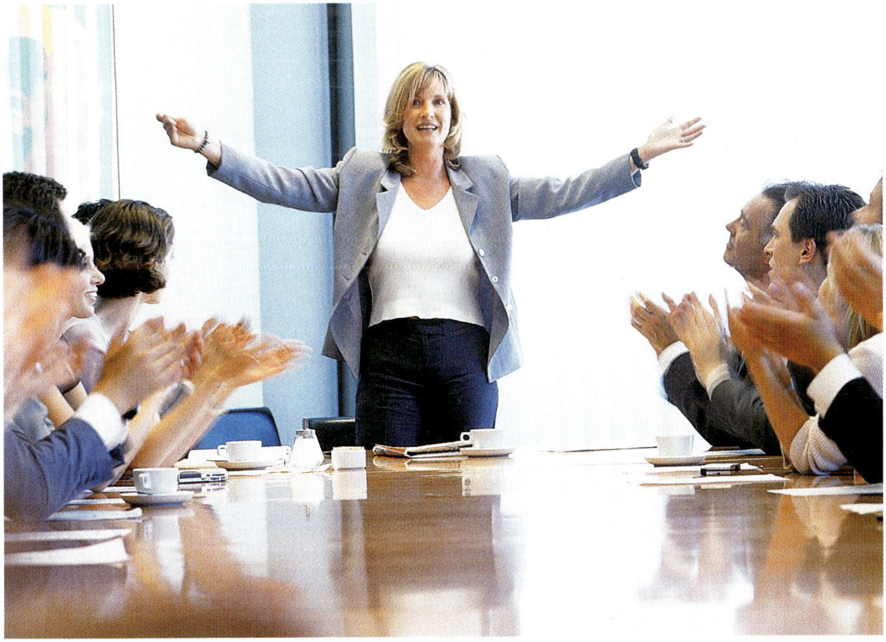

Geist und Seele als Belastung erlebt. Müdigkeit, allgemeine Lustlosigkeit und mangelnde Energie sind die Folge. Aber auch körperliche Symptome können stressbedingt sein. Neben einer homöopathischen Behandlung ist hier an eine Regulierung des Lebensstils ebenso wie an gezielte Entspannung zu denken.

Regelmäßigeres Leben

Diese Mittel können helfen:

▶ **Argentum nitricum D12:** Sobald eine Anforderung, eine Aufgabe auf Sie zukommt, fühlen Sie sich überfordert. Sie reagieren dann mit Ängsten und einem Schwächegefühl. Dies kann so weit führen, dass Sie häufig Wasser lassen müssen oder sogar Durchfall bekommen.

▶ **China D6:** Sie sind überanstrengt, können keinen weiteren Stress ertragen. Dies äußert sich besonders in starken Schweißausbrüchen. Sie fühlen sich schwach, sind sehr licht- und geräuschempfindlich. Instinktiv spüren Sie, dass Sie sich von der letzten Erkrankung bislang nicht wieder vollständig erholt haben und eigentlich mehr schonen müssten.

▶ **Cocculus D6:** Durch Überforderung mit Schlafmangel (auch durch Nachtdienst) oder bedingt durch Zeitverschiebung (Jetlag) geht es Ihnen nicht gut: Sie sind energielos und bekommen leicht Schwindelanfälle. Durch Ihre Übernächtigung reagieren Sie hochsensibel auf alles Äußere, sind leicht gereizt und nervös.

▶ **Ferrum metallicum D12:** Obwohl Sie ein Mensch mit »durchscheinender« Haut sind, haben Sie ein blühendes Aussehen mit leicht geröteten Wangen. Deutlich spüren Sie Ihre schnelle Erschöpfbarkeit und rasch nachlassende Leistungsfähigkeit. Schwindelgefühle und Ohnmachtsneigung sowie Kopfschmerzen sind Ihnen nicht fremd. Auch mangelt es Ihnen an körperlicher Widerstandskraft, immer wieder treten bei Ihnen Infekte auf.

Allgemeine Schwäche

▶ **Kalium phosphoricum D6:** Sie sind überanstrengt, müde, erschöpft und neigen dazu, bei der geringsten Anforderung zu schwitzen. Sie fühlen sich geradezu »ausgepowert«. Durch die

TIPP!

Sie haben zu viel Stress? Fühlen sich restlos überfordert? Dann verwöhnen Sie sich – vielleicht am Wochenende oder Abend. Werden Sie körperlich aktiv, eventuell mit einem kleinen morgendlichen Dauerlauf; und genießen Sie Ihre Freizeit, um richtig »aufzutanken«. Ganz wichtig ist es außerdem, hin und wieder Nein zu sagen, und zwar dann, wenn die alltäglichen Erledigungen und Pflichten überhand nehmen.

> **Hinweis**
>
> Berücksichtigen Sie auch die unter Nervosität/Reizbarkeit genannten Mittel (Seite 91).

Überforderung kommt eine Ängstlichkeit hinzu, alles Mögliche nicht mehr zu schaffen, zumal Sie unkonzentriert und vergesslich sind.

▶ **Lycopodium D12:** Die täglichen Anforderungen machen Ihnen Angst. Sie vermitteln Ihnen das Gefühl: Ich schaffe das alles nicht mehr. Darunter leidet auch Ihr Selbstwertgefühl. Doch die vermeintliche eigene Schwäche wird nach außen verborgen. Sie haben außerdem das Gefühl, dass Ihre Konzentrationsfähigkeit nachlässt. Typisch ist auch, dass Sie allem Neuen erst einmal ablehnend gegenüberstehen. Wird Ihnen widersprochen, reagieren Sie schnell jähzornig.

▶ **Nux vomica D12:** Sie haben Dauerstress im Berufsleben und Ärger »an allen Fronten«. Dabei bleiben unregelmäßige Lebensgewohnheiten nicht aus. Diese tun Ihnen allerdings auch nicht gerade gut. So lieben Sie üppiges Essen, Alkohol und Kaffee im Übermaß. Das alles führt zu Beschwerden wie Kopfschmerzen, Ohrgeräuschen und Magen-Darm-Problemen.

Haarausfall

Seelischer Stress kann Haarausfall verursachen – neben hormonellen Veränderungen, Vergiftungen, Mineralstoffmangel sowie einer Übersäuerung des Gewebes.

Diese Mittel können helfen:

▶ **Acidum phosphoricum D12:** Aufgrund beruflicher und persönlicher Belastungen fühlen Sie sich wie ausgebrannt. Ihnen fällt auf, dass Ihre Haare seit kurzem ergrauen und ausfallen.

▶ **Selenium D12:** Ihre Haut, ebenso wie Ihre Kopfhaut, neigt zur Bildung eines fettigen, fast öligen Films. Auf dem Kopf, aber auch am Körper verlieren Sie immer mehr Haare. Typisch ist ebenso, dass Ihre sexuelle Aktivität nachlässt.

Schönes Haar ist auch eine Frage der seelischen Verfassung.

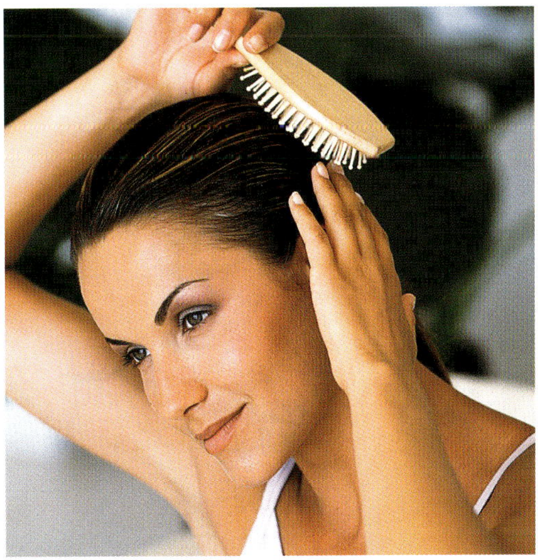

▶ **Silicea D12:** Schon seit einiger Zeit fallen Ihre Haare vermehrt aus, Ihre Nägel sind brüchig, rissig und zeigen weiße Flecken. Verletzungen der Haut heilen schlecht.

Lippenbläschen (Herpes)

Lippenherpes wird durch Viren verursacht und zeigt sich in Juckreiz, Spannungsgefühl sowie Bläschenbildung. Seelischer Stress begünstigt den Ausbruch der Erkrankung bzw. ihr Wiederaufflackern. Weitere Ursachen für die unangenehmen Bläschen sind Sonneneinstrahlung, Infektionen und hormonelle Veränderungen, wie etwa die Menstruation.
Diese Mittel können helfen:
▶ **Dulcamara D6:** Die Lippenbläschen kommen stets dann, wenn Sie sich verkühlt haben, bei nasskaltem Wetter und vor Beginn der Periodenblutung.
▶ **Natrium chloratum D12:** Die Bläschen treten bei Ihnen eindeutig im Zusammenhang mit seelisch belastenden Ereignissen auf, verstärkt durch Sonnenbestrahlung.
▶ **Rhus toxicodendron D12:** Die brennenden Bläschen bilden sich bei Ihnen immer in Verbindung mit Infekten und heilen sehr langsam ab.

Unruhe, Ruhelosigkeit

Innere Unruhe ist meist mit dem Gefühl verbunden, ständig gehetzt zu sein. Aber auch Konzentrationsstörungen, Erschöpfung, Muskelzuckungen, Schlafstörun-

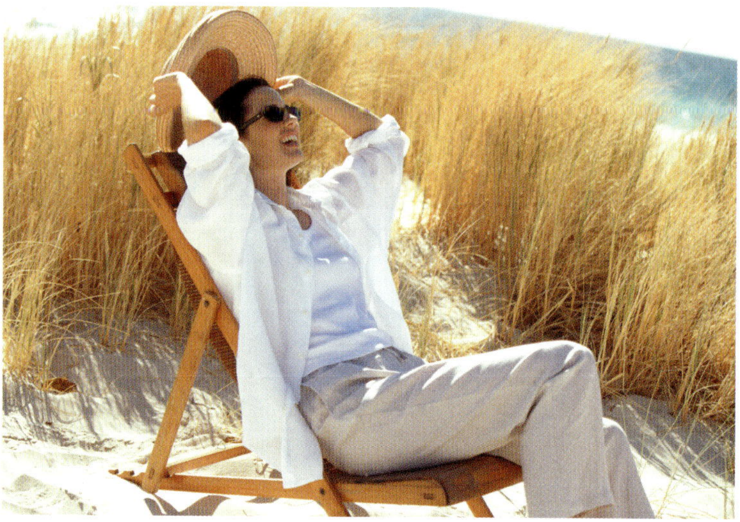

Wer unter Lippenherpes leidet, sollte sich vor der Sonne schützen.

Unrast, die krank macht

gen oder Herzbeschwerden sind oftmals die Folge dieser psychischen Unrast. Höchste Zeit, mithilfe der Homöopathie regulierend einzugreifen.

Diese Mittel können helfen:

▶ **Aconitum D12:** Insbesondere nachts erfasst Sie eine große Unruhe. Plötzlich werden Sie ängstlich, und Panik überkommt Sie, obwohl es keinen Grund dafür gibt. Dennoch sind Sie starr vor Schreck und können sogar unter Herzrasen leiden.

▶ **Agaricus D12:** Ihre innere Unruhe äußert sich durch einen starken Bewegungsdrang und das typische Gefühl des Nicht-Still-Sitzen-Könnens. Häufig zuckt auch eines Ihrer Augenlider. Manchmal haben Sie das Gefühl, als ob ein plötzlicher Stromstoß ein Bein oder einen Arm durchzucken würde.

▶ **Alumina D12:** Sie sind zwar innerlich hastig, doch wie Sie die Dinge angehen, das wirkt eher langsam. Vielleicht hängt dies damit zusammen, dass Sie sich oft kraftlos, nahezu gelähmt fühlen. Das Sprechen fällt Ihnen ebenso schwer wie sich über Ihr Gefühlsleben zu äußern.

▶ **Apis D12:** Manchmal erinnert Sie Ihre Ruhelosigkeit an einen Bienenschwarm: In Ihrem Inneren, in Ihrem Kopf brummt es. Ihre Gedanken schweifen umher, so dass Sie sich nur schwer konzentrieren können. Nach dem Schlaf und am Nachmittag fühlen Sie sich nicht so wohl. Besser wird es jedoch, wenn Sie an der frischen Luft sind.

▶ **Argentum nitricum D12:** Sie leiden unter innerer Unruhe, unter Versagensängsten und fühlen sich überanstrengt. Ihr Gedächtnis scheint nichts mehr behalten zu wollen, und auch Ihre Konzentrationsfähigkeit lässt derzeit zu wünschen übrig.

▶ **Arnica D12:** Sie haben sich vor allem körperlich verausgabt. Ihre Muskeln schmerzen, und Sie fühlen sich »wie zerschlagen«. Doch die Überanstrengung lässt Sie trotzdem nicht zur Ruhe kommen. Selbst der notwendige Schlaf will nicht eintreten.

Findet keine Ruhe

▶ **Coffea D12:** Es ist, als ob Sie zu viel Kaffee getrunken hätten: Sie sind überdreht, können nicht abschalten, geschweige denn schlafen. Dies kann ebenso die Folge von freudigen Ereignissen wie von negativen Erlebnissen sein.

▶ **Rhus toxicodendron D12:** Die körperliche Ruhelosigkeit belastet Sie sehr. Keine Körperlage ist Ihnen angenehm, und Sie spüren einen ständigen Bewegungsdrang. Dabei haben Sie das Gefühl, als ob Sie sich verrenkt oder gezerrt hätten.

▶ **Thuja D12:** Sie sind hastig und eilig, vielleicht weil Sie voller Ideen stecken. Wenn Sie sich über

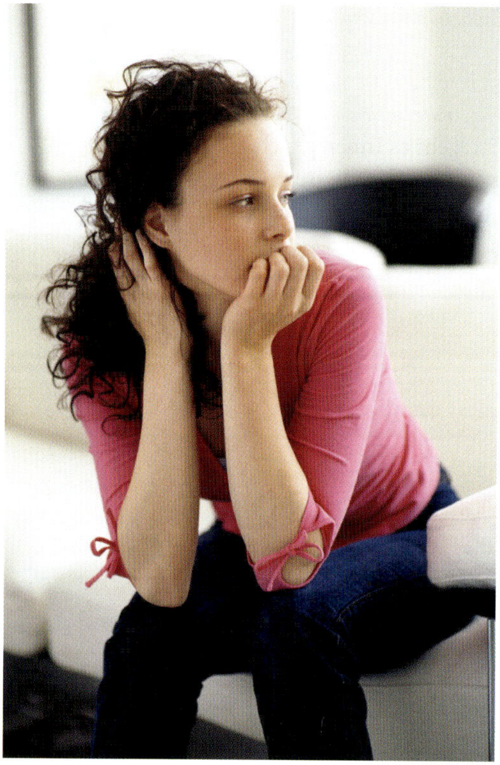

Unkonzentriertheit kann den Alltag enorm belasten.

die Zukunft Gedanken machen, dann überkommt Sie allerdings Schwermut. Typisch für Sie ist ebenso, dass Sie Auseinandersetzungen nicht meiden, zur Not auch einen Streit in Kauf nehmen. Bei nassem, kaltem Wetter treten oftmals Infekte und rheumatische Beschwerden auf.

Vergesslichkeit

Hin und wieder etwas zu vergessen ist ganz normal. Wem aber ständig Termine oder Namen entfallen, wer immerzu nach Schlüssel und Portemonnaie sucht, dem macht die eigene Schusseligkeit das Leben über alle Maßen schwer. Ursache ist meist eine innere Disharmonie, die mithilfe der Homöopathie wieder ins Gleichgewicht gebracht werden kann.

Diese Mittel können helfen:

▶ **Acidum phosphoricum D12:** Sie können sich nichts mehr merken, sind müde und erschöpft. Immer wieder brauchen Sie Ruhepausen. Innerlich fühlen Sie sich leer. Körperlich wie seelisch sind Sie überlastet.

Allgemeine Überlastung

▶ **Anacardium D12:** Es macht Ihnen Mühe, sich zu konzentrieren: Selbst kurz zuvor Gelesenes haben Sie sofort wieder vergessen. Große Probleme bereitet Ihnen auch das Namensgedächtnis. Überhaupt verursacht Ihnen Kopfarbeit Kopfschmerzen. Sie können sehr rasch laut werden und überschießend reagieren. Sobald es jedoch etwas zu essen gibt, geht es Ihnen stimmungsmäßig deutlich besser.

▶ **Barium carbonicum D12:** Sie können sich nichts merken, vergessen alles. Oft entfällt Ihnen sogar das, was sie gerade tun wollten. Dabei sind Sie niedergeschlagen und in sich gekehrt. – Das Mittel passt besonders für ältere Menschen, die an einer Arteriosklerose leiden.

▶ **Cocculus D6:** Schlafmangel und besonders eine unregelmäßige Berufstätigkeit mit wechselnden Arbeitszeiten machen Sie unkonzentriert und vergesslich. Möglicherweise kommen berufliche Sorgen und privater Kummer hinzu, was zur Folge hat, dass Sie erschöpft sind, sich in Ihrem Kopf alles dreht und Ihnen immer wieder schwindelig wird.

▶ **Conium D12:** Sie befinden sich in der zweiten Lebenshälfte und spüren allmählich, dass alltägliche Dinge nicht mehr so schnell von der Hand gehen. Auch fallen Ihnen Namen nicht mehr ein, und an manche Ereignisse erinnern Sie sich nur schwer. Ebenso machen Ihnen die häufig auftretenden Schwindelattacken zu schaffen.

▶ **Lycopodium D12:** Sie haben ein ausgesprochen schlechtes Gedächtnis. Gelesenes können Sie sich nur schwer merken, und immer wieder unterlaufen Ihnen beim Schreiben Fehler. Sie haben einen Hang zu Herrschsucht, dulden keinen Widerspruch und werden rasch wütend. Ursache hierfür kann unter Umständen Ihre innere Unsicherheit sein, die Sie überspielen wollen.

Große Machtliebe

▶ **Phosphorus D12:** Sie sind sehr empfindsam und reagieren auf äußere Einflüsse oft sensibel. Deshalb werden Sie auch rasch abgelenkt. Durch mangelnde Konzentration können Sie sich die Dinge oftmals nur schwer merken. Durch eine Ruhepause, auch wenn diese nur ganz kurz ist, geht es Ihnen gleich insgesamt deutlich besser.

▶ **Plumbum metallicum D12:** Niedergeschlagenheit und Ängstlichkeit machen sich bei Ihnen immer mehr breit. Sie grübeln viel und haben düstere Zukunftsgedanken. Dinge des täglichen Lebens vergessen Sie immer wieder. Auf körperlicher Ebene haben Sie Probleme mit einem zu hohen Blutdruck.

Verkrampfung und innere Anspannung

Manche Menschen sind von Natur aus innerlich angespannter als andere. Aber auch äußere Umstände, wie etwa seelische oder berufliche Belastungen, können diesen Zustand hervorrufen bzw. verstärken. Für solche vorübergehenden Situationen ist eine homöopathische Selbstbehandlung durchaus geeignet.

WICHTIG

Sollten Sie grundsätzlich unter innerer Anspannung leiden, könnte Ihnen ein erfahrener Homöopath im Rahmen einer Konstitutionsbehandlung tiefgreifend helfen.

Diese Mittel können helfen:

► **Argentum nitricum D12:** Alle beruflichen und privaten Verpflichtungen rufen bei Ihnen Ängste hervor, mit der Folge, dass Sie sich innerlich verkrampfen. Sie haben Albträume und sehen – eigentlich unbegründet – schon wieder den nächsten Flop, die nächste Katastrophe. Typisch für Sie ist auch, dass Sie häufig Wasser lassen müssen und unter Durchfällen leiden.

► **Arsenicum album D12:** Sie sind von einer enormen Unruhe getrieben und fühlen sich wie auf der Flucht; immerzu müssen Sie in Bewegung sein. Schreckhaft und innerlich angespannt entwickeln Sie fast Todesängste, ohne dass es dafür einen wirklichen Grund gibt. Besonders schlimm ist es nachts, überhaupt, wenn es dunkel wird. Einigermaßen erträglich ist die Situation dagegen, wenn jemand bei Ihnen ist.

► **Bryonia D12:** Am liebsten ist es Ihnen, wenn Sie in Ruhe gelassen werden, Sie für sich sind. Sonst fühlen Sie sich schnell gereizt, geärgert und fahren rasch aus der Haut. Immer wieder müssen Sie an Ihren Beruf und Arbeitsplatz oder an Ihre Finanzen denken. Dabei ziehen sich Ihre Muskeln schmerzhaft zusammen, und häufig treten dann Kreuzschmerzen auf.

Ständig besorgt ums Geld

► **Kalium carbonicum D12:** Sie sind ein eher ängstlicher, zu Verzagtheit neigender Mensch, der sehr pflichtbewusst ist. Sie setzen alles daran, Ihre leichte Verletzlichkeit zu verbergen. Schwäche und Kraftlosigkeit machen Sie zuweilen reizbar und unzufrieden. Da Sie sehr korrekt sind, betrachten Sie alles überaus kritisch und neigen zu Pessimismus. Typisch sind auch Ihre häufigen Schweißausbrüche.

Fürchtet Kontrollverlust

► **Phosphorus D12:** Sie sind ein innerlich angespannter und eher ängstlicher, sehr schreckhafter Mensch. Selbst das kleinste Geräusch lässt Sie schon zusammenzucken. Vor allem nächtliche Gewitter können Sie in große Angst versetzen. Häufig geht dann Ihre Phantasie mit Ihnen durch, und Sie nehmen Dinge wahr, die gar nicht existieren; ebenso werden Sie dann von düsteren Ahnungen heimgesucht. Gut ist es in solchen Situationen für Sie, nicht allein zu sein.

► **Zincum metallicum D12:** Sie haben eine starke körperliche Unruhe in sich, wobei Sie Ihre Beine ständig ungewollt bewegen. Ihre Nervosität spiegelt Ihre innere Anspannung wider. Obwohl Sie tagsüber schläfrig und wie benebelt sind, kommen Sie nachts nicht zur Ruhe; unruhige Träume lassen Sie immer wieder aufschrecken.

Verlust an Selbstvertrauen

Mangelndes Selbstvertrauen ist häufig ein Charaktermerkmal; und so zählen die folgenden Homöopathika zu den großen Konstitutionsmitteln. In kleinem Rahmen kann man hier einen Therapieversuch unternehmen, dennoch ist eine tief greifende Behandlung bei einem Homöopathen in Erwägung zu ziehen.

Diese Mittel können helfen:

▶ **Calcium carbonicum D12:** Schüchtern und leicht ängstlich wie Sie sind, verlässt Sie häufig der Mut. Nicht selten überkommt Sie dann eine gedrückte Stimmung. Ihre Vitalität und Spannkraft nehmen ab, und Sie ermüden rasch. Deshalb wollen Sie auch für sich sein. Zentrales Thema für Sie sind außerdem Ihre anhaltenden Gewichtsprobleme; oftmals fühlen Sie sich wie aufgeschwemmt.

▶ **Causticum D12:** Sie sind ein überaus sensibler, sehr einfühlsamer Mensch. Typisch für Sie ist, dass Sie eher ängstlich und manchmal sogar melancholisch gestimmt sind. Ständig leiden Sie unter einer Furcht, die oft sogar mit Zwangsvorstellungen einhergeht. Für Sie sind Zuwendung und ein harmonisches Umfeld sehr wesentlich. Bei Menschen, die Ihnen positiv gegenüberstehen, fühlen Sie sich wohl.

▶ **Graphites D12:** Eine niedergeschlagene Stimmung macht Sie apathisch, mut- und antriebslos, wodurch Ihr ohnehin geringes Selbstbewusstsein noch mehr abnimmt. Sie haben häufig Probleme mit Ihrer Merkfähigkeit. Außerdem zögern Sie lange, wenn es darum geht, Entscheidungen zu fällen. Gewichtsmäßig haben Sie sich ein »dickes Fell« zugelegt, denn in Ihrem Innern fühlen Sie sich verzagt und oft hilflos.

▶ **Kalium carbonicum D12:** Ängstlich und verzagt – so könnte man Ihre Grundstimmung bezeichnen. Ihre leichte Verletzbarkeit verbergen Sie, zumal Pflichtbewusstsein bei Ihnen an oberster Stelle steht. Oft sind Sie gereizt und unzufrieden, weil

Ein intaktes Familienleben tut der Seele besonders gut.

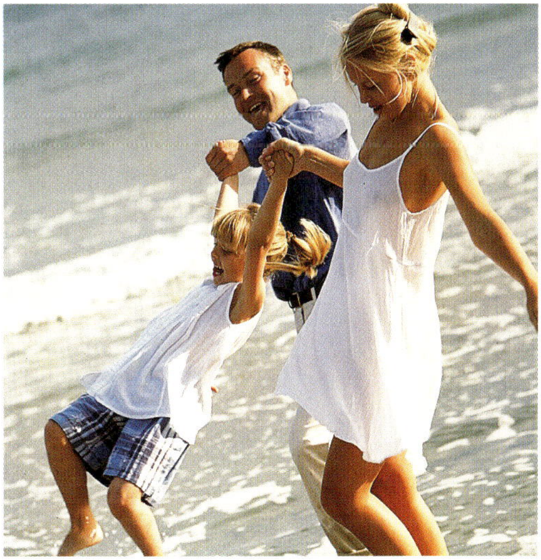

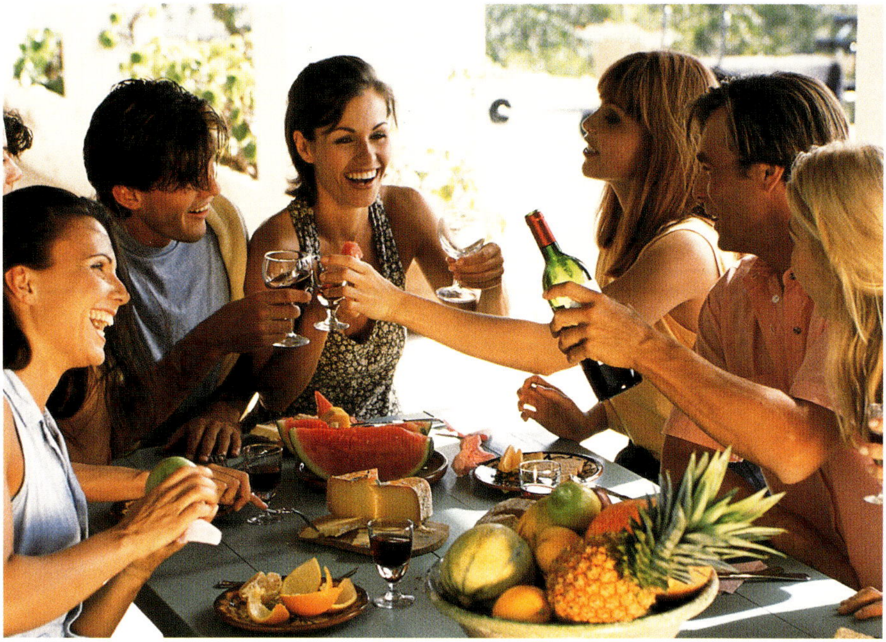

Manche Menschen fühlen sich nur in Gesellschaft so richtig wohl.

Sie sich schwach und kraftlos fühlen.

▶ **Lycopodium D12:** Im Beruf geben Sie bei Menschen, die Ihnen untergeordnet sind, deutlich den Ton an, mögen keinen Widerspruch. Gegenüber Vorgesetzten können Sie sich allerdings nur sehr schwer behaupten. Hier fühlen Sie Ihren Mangel an Selbstvertrauen deutlich. Nach außen jedoch verbergen Sie Ihre Unsicherheit. Oft glauben Sie, dem Stress nicht mehr standhalten zu können, und neue Situationen sind Ihnen eher unangenehm. Typisch ist auch, dass Sie die Gesellschaft anderer lieben.

▶ **Silicea D12:** Ihr geringes Selbstbewusstsein lässt Sie vor jeder Aufgabe zurückschrecken; Sie haben Angst zu versagen. Bei neuen Aufgaben sehen Sie Ihren Misserfolg förmlich schon vorprogrammiert. Sie sind schnell entmutigt und von geistiger Arbeit erschöpft. Auf Geräusche ebenso wie auf Kälte reagieren Sie besonders empfindlich.

Nachgiebig, schüchtern

Weinkrämpfe und grundloses Weinen

Die Tränen fließen zu lassen ist an sich ein gutes Ventil, innere Anspannung loszuwerden.

Manchmal jedoch muss man weinen, wenn man es gar nicht will, oder die Tränen überschwemmen einen geradezu. Hier kann die Homöopathie ein wenig »abpuffern«, kann helfen, den Kummer besser zu verarbeiten und das Seelenbarometer wieder steigen zu lassen.

Diese Mittel können helfen:

▶ **Graphites D12:** Ihre Stimmung ist niedergeschlagen oder gar deprimiert. Sie sind ohne Energie, Mut und Antrieb, fühlen sich hilflos und verzagt. Daher fällt es Ihnen auch schwer, Entscheidungen zu treffen. All das tut Ihrem ohnehin schwach ausgeprägten Selbstbewusstsein nicht gerade gut. Hinzu kommen Probleme mit dem Gewicht – Sie haben sich Kummerspeck »angefuttert«. Insgesamt sehen Sie keinen Ausweg, und Ihre ganze verfahrene Situation lässt Sie in Tränen ausbrechen.

▶ **Ignatia D12:** Verlust, Trauer, Ärger schnüren Ihnen regelrecht die Kehle zu. Vor lauter Kummer müssen Sie immer wieder tief seufzen. Sobald Sie weinen, fühlen Sie sich kurzfristig etwas besser. Aber dann gewinnt wieder die Traurigkeit die Oberhand. Ihre Gefühlsäußerungen stimmen nicht unbedingt mit Ihrem Inneren überein, denn oft lachen Sie, obwohl Sie eigentlich weinen müssten.

▶ **Natrium chloratum D12:** Kummer, Schmerz und Kränkung beschäftigen Sie, selbst wenn diese längst der Vergangenheit angehören. Immer wieder taucht das Erlebte in Ihren Gedanken auf und lässt Sie traurig werden. Auch Ihr Körper reagiert auf diesen tief sitzenden und nicht endenden Schmerz. Dennoch wollen Sie keinen Trost. Sie bauen eine Mauer um sich herum und weinen im Stillen.

Stiller Kummer

▶ **Pulsatilla D12:** Gerade sah das Leben noch hell und freundlich aus, da ziehen dunkle Wolken in Ihrer Seele auf. Sie fühlen sich deprimiert, elend, mutlos, und Ihnen kommen bereits beim geringsten Anlass die Tränen. Mit diesen starken Stimmungsschwankungen, die oftmals ohne erkennbaren Anlass auftreten, haben Sie immer wieder zu kämpfen. Sie sind ein gefühlsbetonter Mensch, mit einem ausgeprägtem Mitgefühl. Sie neigen dazu, rasch zu resignieren.

▶ **Silicea D12:** Ihre Stimmung ist weinerlich und bedrückt. Von geistiger Arbeit fühlen Sie sich schnell erschöpft. Sie sind rasch mutlos und ohne Antrieb. Mangelndes Selbstbewusstsein macht es Ihnen zusätzlich schwer, sich neuen Aufgaben und Herausforderungen zu stellen. Schon im Vorfeld haben Sie Angst zu versagen, stellen Sie sich Ihr Scheitern vor. Und dann überkommt Sie ein starkes Kältegefühl.

Wutanfälle

Natürlich sollten Gefühle ausgelebt werden. Wutanfälle und Zornesausbrüche jedoch müssen nicht sein, vor allem dann nicht, wenn dabei Dinge gesagt oder getan werden, die man anschließend zutiefst bereut. Eine homöopathische Selbstbehandlung kann hier regulierend wirken. Wer allerdings in seiner Wut so heftig reagiert, dass er die Kontrolle über sich verliert, oder wer gar handgreiflich wird, sollte professionelle Hilfe in Anspruch nehmen.

Diese Mittel können helfen:

▶ **Acidum nitricum D12:** Sie fühlen sich unruhig und schwach, weshalb Sie schnell mit ärgerlicher Gereiztheit reagieren. Diese kann sich sogar in Zornausbrüchen und Ausfälligkeiten entladen. Typisch ist außerdem, dass Sie schnell schwitzen, selbst wenn es Ihnen eigentlich zu kalt ist. Ständig auftretende Entzündungen und Geschwüre im Magen-Darm-Bereich schwächen Ihre Lebenskraft.

Fürchtet sich vor Kälte

▶ **Anacardium D12:** Sie brausen selbst aus nichtigem Anlass auf, werden laut und sprechen dabei eine sehr deutliche Sprache. Manchmal sind Sie dabei sehr ungerecht und verletzend. Allerdings kann etwas zu essen Sie schnell wieder besänftigen.

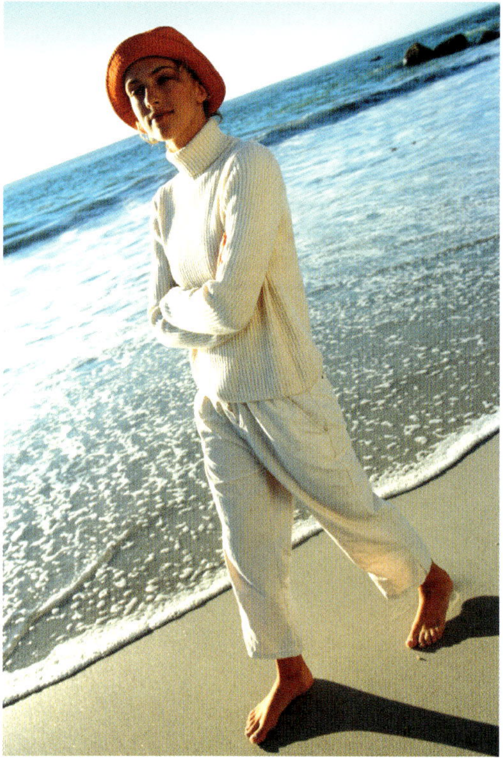

Bewusste Entspannung schafft auch Distanz zu den eigenen Gefühlen.

▶ **Calcium fluoratum D12:** Zwar sind Sie ein überaus aktiver Mensch, teilweise neigen Sie jedoch zu regelrecht hektischem Verhalten. Darunter leidet auch Ihre Selbstdisziplin. Sie fühlen sich getrieben und überreizt; und so verhalten Sie sich phasenweise recht aggressiv. Zu schaffen machen Ihnen Rückenschmerzen sowie chronische Hautprobleme.

▶ **Chamomilla D12:** Wutanfälle

und Zornesausbrüche sind keine Seltenheit bei Ihnen; und dabei fliegt schon einmal etwas durch die Luft. Sie sind dann kaum zu beruhigen, reagieren ungerecht. Besonders ausgeprägt empfinden Sie diese Reizbarkeit im Zusammenhang mit körperlichen Schmerzen.

▶ **Nux vomica D12:** Schon beim geringsten Anlass fahren Sie aus der Haut. Sie sind ständig gereizt, und so stört Sie schon die kleinste Kleinigkeit. Der anhaltende Stress Ihres derzeitigen Lebens ist daran nicht ganz unschuldig. Er lässt Sie auch zu Kaffee, Alkohol und Nikotin greifen, was Ihnen allerdings überhaupt nicht gut bekommt. Die dringend notwendige Zeit zum Ausruhen finden Sie kaum.

Typischer »Workaholic«

▶ **Stramonium D12:** Bei Ihren gefürchteten Zornesausbrüchen entlädt sich eine hohe Aggressivität, die bis zur Zerstörung von Gegenständen gehen kann. Die Plötzlichkeit und Heftigkeit Ihrer Wut erinnert an den Ausbruch eines Vulkans. Dabei sind Sie insbesondere in der Dunkelheit ein eher ängstlicher Mensch, wozu auch gehört, dass Sie nur ungern allein sind.

▶ **Sulfur D12:** Sie sind voller Ideen und haben eine »philosophische Ader«. Typisch für Sie ist, dass es bei Ihrer Arbeit ebenso wie in Ihrem Alltag leicht chaotisch zugeht. Sie neigen zu Nörgelei, und manchmal reagieren Sie sehr unleidlich. Ihre Unzufriedenheit kann schnell zunehmen und in einen Wutausbruch münden, denn eine aggressive Seite haben Sie durchaus.

Psychosomatische Beschwerden

Wenn wir Kummer haben, uns Ängste plagen, wenn der Job oder die Arbeitskollegen stressen, das Konto tief in den roten Zahlen steckt oder die Liebe auf Eis liegt, kurz: wenn die Seele »durchhängt«, dann melden sich häufig auch körperliche Beschwerden. Bekanntlich wirkt die Seelenlage unmittelbar auf das vegetative Nervensystem. Dieses regelt Schlaf, Atmung, Herztätigkeit, Kreislauf, Verdauung und Stoffwechsel, ohne dass wir mit unserem Willen Einfluss nehmen können. In genau diese Regulationssysteme vermag die Homöopathie einzugreifen.

WICHTIG

Bei anhaltenden, schweren oder wiederkehrenden körperlichen Beschwerden sollten Sie sich in jedem Fall an einen Arzt wenden, damit dieser die Ursachen abklärt.

Appetitlosigkeit

Mangelnder Appetit ist keine Krankheit, sondern ein Symptom, das viele Ursachen haben kann. Neben seelischen Gründen wie Ärger, Aufregung oder Niedergeschlagenheit können beispielsweise chronische Magen-Darm-Erkrankungen zu Appetitlosigkeit führen, ebenso wie die mangelnde Erholung nach einer Infektionskrankheit oder sogar eine Tumorerkrankung.

Vitaminmangel auch möglich

Gehen Sie auf alle Fälle zum Arzt, wenn die Appetitlosigkeit länger als drei Monate anhält, ohne dass Sie unter sonstigen Krankheitszeichen leiden!

Diese Mittel können helfen:

▶ **Abrotanum D3:** Typisch für Sie ist, dass Sie wenig bis gar keinen Appetit haben; nur hin und wieder überkommt Sie Heißhunger. An Gewicht legen Sie dadurch jedoch nicht zu. – Dieses Mittel hat sich auch bei Kindern bewährt, vor allem wenn sie über Bauchkrämpfe klagen.

Langsame Regeneration

▶ **Medicago sativa D3:** Nach einer durchgemachten Erkrankungen finden Sie nur schwer zu Ihrer alten Form: Sie haben keinen Appetit, sind lustlos und auffallend blass.

▶ **Okoubaka D3:** Sie können nichts mehr vertragen, reagieren auf jedes Essen allergisch mit sehr weichem Stuhl oder gar Durchfällen. – Okoubaka stammt übrigens aus der Rinde eines afrikanischen Strauches. In pulverisierter Form wurde es von den Einheimischen vor Gelagen mit anderen Stämmen eingenommen, denn man wusste ja nie, ob man nicht vergiftet würde. Auch heute noch ist Okoubaka ein bewährtes Mittel bei Verdauungsbeschwerden auf Fernreisen sowie bei Nahrungsmittel- und Medikamentenunverträglichkeit.

TIPP!

Ist Ihr Kind ein schlechter Esser oder kommt es nach einer Krankheit nicht recht auf die Beine, kann die Homöopathie helfen. Dosierung des gewählten Mittels: 2-mal täglich 3 Globuli als Kur über 3 Wochen hinweg. Wichtig: Klären Sie die Ursache der anhaltenden Appetitlosigkeit!

Asthmatische Beschwerden

Asthma ist eine chronische Atemwegserkrankung, die auch eine allergische und psychische Komponente hat. Gehen Sie zu einem homöopathischen oder naturheilkundlichen Arzt, denn gerade bei chronischen Erkrankungen haben sich ganzheitliche Behandlungskonzepte bewährt.

Diese Mittel können helfen:

▶ **Aralia D6:** Meist setzen die Beschwerden ein, wenn Sie sich hinlegen: Dann beginnt der trockene Husten, und Sie haben ein Gefühl, als ob im Rachen ein Fremdkörper sei, der sich nicht lösen will. Auch können Sie nur wenig Schleim abhusten. Auf Kälte reagieren Sie extrem empfindlich.

▶ **Cuprum metallicum D6:** Sie spüren, wie Ihre Bronchien verkrampft sind und Ihnen das Atmen schwer fällt. Es treten Hustenanfälle auf mit Brechreiz und Würgen, auch wird Ihnen leicht übel. Typischerweise tritt der Zustand oft nachts gegen drei Uhr auf.

▶ **Grindelia D6:** Sie bekommen nur schwer Luft. Die Hustenanfälle verstärken die Atemnot. Sie müssen viel Schleim abhusten. Wenn Sie sich aufrecht hinsetzen, fühlen Sie sich deutlich besser.

Chronisches Müdigkeits-Syndrom

Von einem »Chronique Fatigue Syndrome« (Chronisches Müdigkeits-Syndrom) spricht man, wenn Sie über einen Zeitraum von sechs Monaten eine Reduzierung Ihrer üblichen Aktivität um fünfzig Prozent beobachten können und mögliche Grunderkrankungen von ärztlicher Seite ausgeschlossen wurden. Außerdem leiden Sie unter sechs der folgenden Beschwerden: mäßiges Fieber oder Frösteln, Entzündungen im Rachenbereich, schmerzende Lymphknoten, allgemeine Muskelschwäche und Muskelschmerzen, erhebliche Erschöpfung nach Anstrengungen, Kopfschmerzen, Gelenkschmerzen, neuropsychiatrische Beschwerden (wie Gedächtnis- und Konzentrationsstörungen, Leistungsabfall, depressive Verstimmung) oder auch Schlafstörungen.

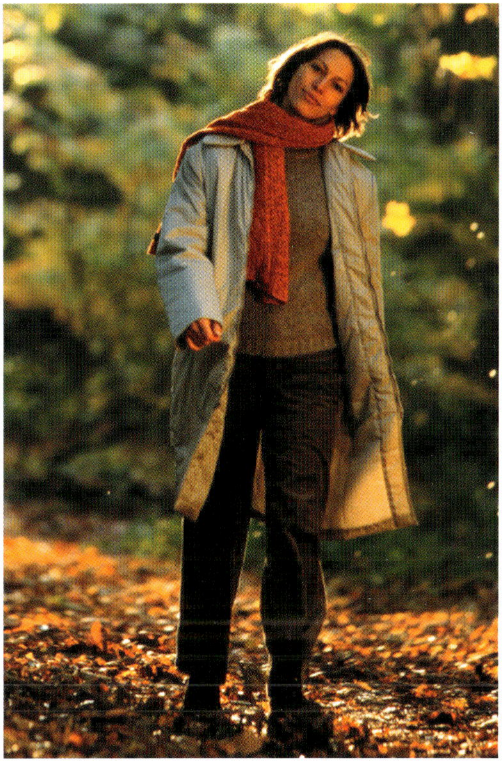

Wer chronisch müde ist, sollte sich viele Spaziergänge gönnen.

Diese Mittel können helfen:

▶ **Kalium phosphoricum D6:** Sie sind kraftlos, müde und erschöpft. Appetit haben Sie keinen. Bei geistiger Arbeit verlässt Sie die Konzentration, dafür treten Kopfschmerzen auf.

Erholt sich nur schwer

▶ **Nux vomica D6:** Wenn Sie sich aufgrund der Einnahme vieler chemisch-synthetischer Arzneimittel erschöpft fühlen, sollten Sie an Nux vomica denken. Dieses Arzneimittel, das aus den strychninhaltigen Samen der Brechnuss hergestellt wird, hat einen besonderen Bezug zu »Vergiftungserscheinungen«, was sich auch auf Medikamente bezieht.

▶ **Zincum metallicum D12:** Sie fühlen sich schwach, benommen und voller innerer Unruhe. Am meisten machen Ihnen Ihre Beine zu schaffen, die sich vor allem nachts bewegen und zucken. Tagsüber sind Sie schläfrig und wie benommen. Trotzdem finden Sie nachts keinen Schlaf, und wenn, dann schlafen Sie unruhig und haben schlechte Träume.

Erschöpfung und Burnout

Erschöpfung muss nicht immer psychisch bedingt sein. Auch zahlreiche andere Faktoren können sich entsprechend auf den Körper auswirken. Dazu zählen Umweltgifte, unverträgliche Lebensmittel, Medikamente, Bewegungs- und Schlafmangel, Vielfliegerei, Nachtarbeit, schlechte Ernährung, zu viel Alkohol, Kaffee, Tee und Nikotin.
Auf körperlicher Ebene sind es unter Umständen ein niedriger Blutdruck, Blutarmut, Verdauungsschwäche, chronische Infektionen oder Tumorerkrankungen, die unter Umständen Erschöpfung, Schwäche und Müdigkeit bewirken oder auch verstärken.

Diese Mittel können helfen:

▶ **Acidum phosphoricum D12:** Vielleicht fühlen Sie sich schwach und kraftlos, weil Sie (Liebes-) Kummer haben oder weil Sie sich Sorgen machen. Ebenso ist es möglich, dass Sie einfach überlastet sind und über lange Jahre hinweg Raubbau an Ihrem Körper und Ihrer Gesundheit getrieben haben.

Emotionen erstarren

▶ **Acidum picrinicum D12:** Sie sind sowohl seelisch als auch körperlich erschöpft. Die damit

WICHTIG

Gehen Sie zum Arzt, wenn die Ursache Ihres schlechten Allgemeinzustandes nicht geklärt ist, wenn Sie über mehrere Wochen auf »halber Kraft« laufen und wenn Sie auch nach geruhsamen Tagen, an denen Sie sich erholen und ausschlafen konnten, müde sind.

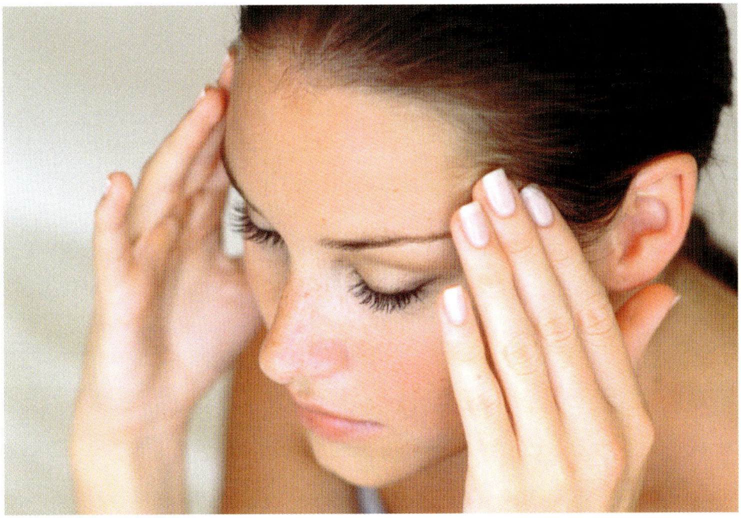

Familie und Beruf: Das hat für Frauen häufig einen hohen gesundheitlichen Preis.

verbundene sexuelle Schwäche nimmt Ihnen zusätzlich Lebensfreude.

▶ **Helonias dioica D6:** Die totale Erschöpfung, die insbesondere bei Frauen auftritt: Beruf, Familie und gleichzeitig der Haushalt, das zehrt an den Kräften. – Helonias wird aus der »falschen Einhornwurzel« hergestellt und hat einen besonderen Bezug zum weiblichen Hormonsystem.

Kloßgefühl im Hals

Das so genannte »Globusgefühl« bedeutet ein vorübergehendes Enge- oder Fremdkörpergefühl in der Kehle. Es kann zwar durch organische Erkrankungen im Bereich von Rachen, Kehlkopf und Speiseröhre verursacht werden, ist aber häufig psychisch bedingt. Das Globusgefühl kann außerdem Begleitsymptom einer Depression sein. Gehen Sie zum Arzt, um bei anhaltenden Beschwerden den Befund abklären und eine organische Ursache ausschließen zu lassen!

Diese Mittel können helfen:

▶ **Asa foetida D6:** Sie sind besorgt um Ihre Gesundheit. In Ihrem Magen und Darm befindet sich viel Luft. Alles verkrampft sich, und das führt zu übel riechendem Aufstoßen. – Das Homöopathikum Asa foetida wird übrigens aus dem so genannten »Stinkasant« hergestellt!

▶ **Gelsemium D12:** Ein Schreck sitzt Ihnen in allen Gliedern. Sie sind wie erstarrt und können kaum schlucken.

▶ **Ignatia D12:** Ihre Kehle ist wie zugeschnürt. Sie haben das Gefühl, als ob in Ihrem Hals ein Kloß säße. Ursache sind Kummer und Aufregung; vielleicht weil vor kurzer Zeit ein Ereignis, etwa ein Verlust, Sie seelisch erschüttert hat. Nun müssen Sie immer wieder seufzen.

Kopfschmerzen und Konzentrationsstörungen

Oftmals sind Kopfschmerzen psychisch oder durch Stress bedingt. Sie können aber auch andere Ursachen haben, wie etwa Infektionskrankheiten, eine fehlende oder falsche Brille, eine Entzündung der Nasennebenhöhlen, einen zu niedrigen Blutdruck, eine Hormonumstellung, einen Unterzucker im Blut, Fehlstellungen der Halswirbelsäule oder sogar Darmträgheit. Aber auch Kaffee, Nikotin und Medikamente, z. B. die Anti-Baby-Pille, können der Grund für Kopfschmerzen sein.

Auch wetterbedingt

Diese Mittel können helfen:

▶ **Cimicifuga D12:** Sie fühlen sich wie »durch den Wind«, dabei sind Sie einerseits verzagt, andererseits überkommt Sie ein hektischer Redefluss, und Sie sind nervös. Alles ist Ihnen zu viel, Sie können sich nicht konzentrieren und bekommen bei der kleinsten geistigen Anstrengung Kopfschmerzen. Besonders günstig wirkt sich die Einnahme dieses Mittels aus, wenn Sie sich in Phasen der hormonellen Umstellung befinden, beispielsweise vor der Menstruation oder im Klimakterium.

▶ **Calcium phosphoricum D12:** Das Mittel hat sich besonders bei Kindern bewährt, die unkonzentriert sind, unter Kopfschmerzen durch Überanstrengung leiden und Nägel kauen. Dies ist vor allem bei nervösen und schlanken Kindern häufig der Fall.

Die geistige Leistungsfähigkeit wird durch Kopfschmerzen stark beeinträchtigt.

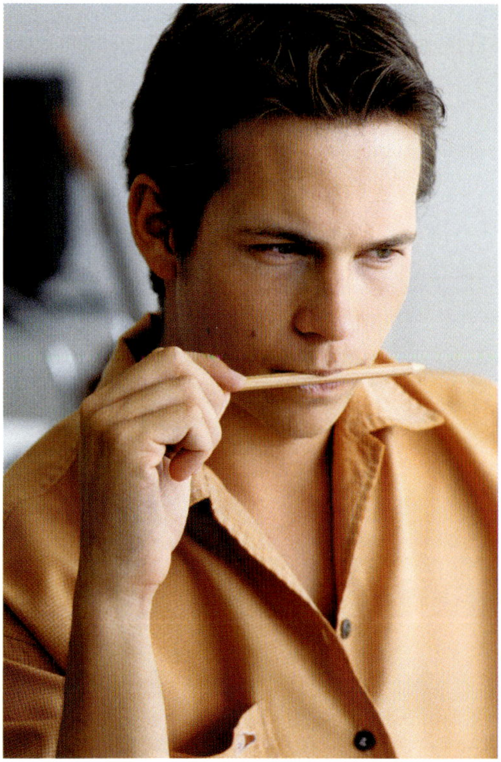

Hinweis

Gehen Sie zum Arzt, wenn Sie zusätzlich zu den Kopfschmerzen unter anderen Symptomen leiden oder die Kopfschmerzen nach einem Unfall auftreten und Ihre Selbstbehandlung keinen Erfolg zeigt.

▶ **Gelsemium D12:** Sie leiden unter dumpfen Nackenkopfschmerzen, fühlen sich mutlos und reagieren empfindlich auf schwül-warmes Wetter.

Kreislaufbeschwerden

Gerade ein niedriger Blutdruck (Hypotonie) kann – auch wenn er nicht mit so vielen Risiken einhergeht wie ein zu hoher Blutdruck – die Lebensqualität beeinträchtigen. So verursacht eine Hypotonie möglicherweise Konzentrationsprobleme, Schwindel, Kopfschmerzen, allgemeine Antriebslosigkeit und Müdigkeit. Manchmal sinkt der Blutdruck so weit ab, dass einem übel wird und es sogar zu einer Ohnmacht kommt. Wer schnell friert, der sollte übrigens ebenso an einen zu niedrigen Blutdruck denken. Neben der Homöopathie helfen bei Hypotonie auch Bewegung, besonders an der frischen Luft, sowie Wasseranwendungen.

Diese Mittel können helfen:

▶ **Haplopappus D3:** Sie spüren Ihren niedrigen Blutdruck durch Kopfschmerzen und Schwindel. Nur schwer kommen Sie »in die Gänge«. Außerdem sind Sie extrem wetterfühlig.

▶ **Tabacum D6:** Ihr Kreislauf macht Ihnen immer wieder das Leben schwer: Häufig haben Sie das Gefühl, gleich in Ohnmacht zu fallen. Dabei wird Ihnen sterbensübel, schwindelig, und kalter Schweiß bricht aus. Der Geruch von Nikotin verstärkt diese Beschwerden.

▶ **Veratrum album D6:** Bei längerem Stehen haben Sie nicht nur das Gefühl, das Bewusstsein zu verlieren, sondern Sie sind auch tatsächlich schon mehrfach ohnmächtig geworden. Sie beginnen zu schwitzen, und doch frieren Sie dabei. Diese Situation kann sogar mit Brechdurchfall und Bauchkrämpfen verbunden sein.

Die Kräfte nehmen rasch ab

Kreuzschmerzen

Tief sitzende Rückenschmerzen können viele Ursachen haben. Nicht selten sind sie durch den Lebensstil mitbedingt, aber auch durch eine allgemeine oder psychische Überlastung.

Diese Mittel können helfen:

▶ **Bryonia D6:** Sie haben starke, stechende Schmerzen im Kreuz, wobei bereits die geringste Bewe-

Hinweis

Suchen Sie einen Arzt auf, damit dieser einen Bandscheibenvorfall oder eine andere schwer wiegende Erkrankung ausschließt. Versuchen Sie aber vor allem, einem Bandscheibenvorfall durch ausreichende Bewegung, Gewichtsreduktion und Muskeltraining vorzubeugen.

gung ausgesprochen schmerzhaft ist. Nur in absoluter Ruhe halten Sie es überhaupt aus.

▶ **Nux vomica D6:** Sie fühlen sich im Rücken steif und können sich, sobald Sie liegen, nicht umdrehen. Auch das Aufstehen fällt Ihnen schwer, zumal Sie Schmerzen haben.

Entspannung fällt schwer

▶ **Rhus toxicodendron D12:** In die »Gänge« zu kommen wird für Sie zur Qual. Sind Sie allerdings einmal in Bewegung, nehmen die Beschwerden ab. Wärmeanwendungen tun Ihnen gut.

Ohrgeräusche

Unter einem »Tinnitus« sind Ohrgeräusche zu verstehen, die entweder nur vom Betroffenen selbst wahrgenommen werden oder auch beim Abhorchen nachweisbar sind. Als Ursachen kommen – neben psychischen Faktoren und Stress – auch Allergien gegen das Material von Zahnfüllungen oder Prothesen in Frage. Umweltgifte, Medikamente, Erkrankungen des Mittelohres oder der Zähne ebenso wie chronische Entzündungen der Kiefer- oder Stirnhöhlen können ebenfalls der Grund hierfür sein. Gehen Sie auf alle Fälle zum Arzt, damit dieser die Ursache abklären kann.

Diese Mittel können helfen:

▶ **China D6:** Durch Schwäche und lange Genesungszeit stellen sich bei Ihnen immer wieder Ohrgeräusche ein. Typisch ist auch, dass Sie sich nicht in der Lage fühlen, Ihren üblichen Beschäftigungen nachzugehen. – Das Mittel stammt aus der Chinarinde, die Chinin enthält. Homöopathisch hat es sich für die Rekonvaleszenz nach fieberhaften Erkrankungen bewährt.

Sehr empfindlich und sensibel

▶ **Cocculus D6:** Sie reagieren überempfindlich auf alle Geräusche; außerdem wird Ihnen leicht schwindelig. Die Beschwerden

TIPP!

Je eher Sie im Fall von Ohrgeräuschen einen Arzt aufsuchen, desto größer ist die Chance, dass diese behandelt werden können. Im Allgemeinen sollte die Therapie innerhalb der ersten drei Tage stattfinden!

treten als Folgen von Schlafmangel und Schlafentzug auf.

▶ **Nux vomica D12:** Sie haben durch stressreiche Arbeit, falsche Ernährung und ungesunde Lebensgewohnheiten, durch zu viel Alkohol, Kaffee und tägliche Hetze Ihre »Batterien« erschöpft. Erholung wäre nun dringend notwendig.

Prämenstruelles Syndrom

Zwar ist das »Prämenstruelle Syndrom« (PMS) kein psychosomatisches Geschehen, aber hormonelle Veränderungen und körperlich-seelisches Befinden sind bekanntlich eng miteinander verbunden. So leiden viele Frauen an den »Tagen vor den Tagen« beispielsweise unter Gereiztheit, Stimmungsschwankungen, Kopfschmerzen, Übelkeit, Bauch- und Kreuzschmerzen sowie dem Gefühl, »aufgedunsen« zu sein.

Diese Mittel konnen helfen:

▶ **Cimicifuga D12:** Ihre Stimmung ist gedrückt, und Sie fühlen sich verzagt. Vor Eintritt der Menstruation tut es Ihnen überall weh: Der Kopf brummt, im Unterleib kommt es ebenso zu Schmerzen wie im unteren Bereich des Rückens.

▶ **Cyclamen D6:** Sie fühlen sich ausgelaugt, melancholisch und weinerlich. Ständig frieren Sie. Außerdem schmerzt Ihr Kopf,

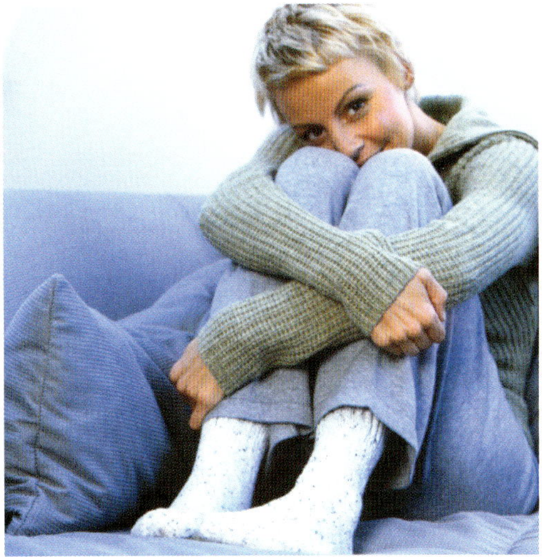

und Ihnen ist schwindelig. Die Periode kommt meist zu früh und ist sehr stark.

▶ **Lachesis D12:** Alles beengt Sie, und Ihnen bricht schnell der Schweiß aus. Sie müssen anderen viel mitteilen und plaudern dabei auch Persönliches aus.

In den »Tagen vor den Tagen« sollten Sie sich ganz bewusst mehr Zeit gönnen.

Räusperzwang

Der Zwang, sich zu räuspern, kann durch eine Erkältung oder auch eine chronische Entzündung der Nebenhöhlen verursacht sein, bei der permanent Schleim den hinteren Rachen herunter rinnt. Dennoch ist auch beim Räusperzwang an eine psychische Komponente zu denken. Denn durch Stress und Aufregung produziert der Körper

TIPP!
Aus einem Schnupfen kann auch eine Nasennebenhöhlenentzündung werden. Dies zeigt sich in Kopfschmerzen sowie einem Druckgefühl im Kopf- und Stirnbereich. Suchen Sie einen Arzt auf, wenn sich Ihr Allgemeinbefinden verschlechtert, wenn Fieber auftritt, der Schnupfen sich auf die Ohren, den Rachen, den Kehlkopf, die Bronchien ausdehnt, oder Ihre Selbstbehandlung keinen Erfolg zeigt.

mehr Speichel, dadurch muss man öfter schlucken. Dies führt unter Umständen zu einer Verkrampfung der entsprechenden Muskulatur und damit zu einem Räusperzwang.

Diese Mittel können helfen:

▶ **Kalium bichromicum D6:** Ihre Nasenatmung ist behindert, der gelbliche Schleim lässt sich nur schwer abschnäuzen. Immer wieder müssen Sie sich räuspern, und Ihre Stimme klingt belegt. Sie bekommen diese Erkältung einfach nicht in den Griff …

Extrem kälteempfindlich

▶ **Luffa operculata D6:** Aus der Nase kommt immer wieder zäher weißlicher Schleim, und Sie bekommen schlecht Luft. Sie fühlen sich müde und abgeschlagen. Ihr Kopf ist benommen, und zeitweise werden daraus regelrechte Kopfschmerzen.

▶ **Silicea D12:** Die anhaltende Verschleimung legt sich auf die Stimme, Sie müssen sich immer wieder räuspern. Aus der Nase kommt nur wenig Sekret. Ihnen ist schnell kalt, Sie frieren und frösteln leicht. Ihre Beschwerden sind schon chronischer Natur. Alles erscheint Ihnen derzeit problematisch.

Reizblase

Von einer Reizblase spricht man, wenn es in den unteren Harnwegen zu einem chronischen Reizzustand kommt, ohne dass sich Krankheitserreger nachweisen lassen. Die Reizblase äußert sich in Störungen beim Wasserlassen, häufigem sowie anhaltendem schmerzhaftem Harndrang. Suchen Sie einen Arzt auf, wenn Ihre Beschwerden anhalten, wenn Sie Blut im Urin feststellen, wenn Sie Unterleibsschmerzen haben, die in den Rücken ausstrahlen, oder bei Fieber.

Diese Mittel können helfen:

▶ **Argentum nitricum D12:** Immer dann, wenn es »ernst wird« – etwa vor einem wichtigen Termin, einer Prüfung oder einem anderen entscheidenden Ereignis – müssen Sie zur Toilette, denn der Drang, Wasser zu lassen, ist quälend. Damit nicht genug, es kann sogar sein, dass Ihnen die Nervosität auf die Verdauung schlägt und Sie vor lauter Aufregung Durchfall bekommen.

▶ **Dulcamara D6:** Ihre körperliche Schwachstelle ist die Blase: wenn Sie sich nur einmal kurz verkühlen, müssen Sie gleich auf die Toilette gehen. Sie müssen dann häufig Wasser lassen, wobei es auch zu einem schmerzhaften Brennen kommen kann.

Auch wenn es kalt und feucht wird

▶ **Equisetum D3:** Sie leiden unter ständigem Harndrang, aber wenn Sie zur Toilette gehen, kommen jeweils nur kleine Mengen Urin. Günstig ist dieses Homöopathikum auch, wenn Sie den Harn nicht halten können. Dies verwundert nicht: Das Mittel Equisetum wird aus dem Schachtelhalm hergestellt, einer ausgesprochen kieselsäurehaltigen Pflanze, die auch in der Phytotherapie zur Kräftigung des Blasengewebes eingesetzt wird.

Reizmagen und Reizdarm

Bei einem Reizmagen und Reizdarm kommt es zu Beschwerden wie Sodbrennen, Druck- und Völlegefühl, Schmerzen, Appetitlosigkeit, Unverträglichkeit bestimmter Nahrungsmittel, Durchfall, Verstopfung und Blähungen, ohne dass jedoch ein organisch feststellbares Leiden besteht. Gehen Sie zum Arzt, um den Befund zu klären bzw. um andere

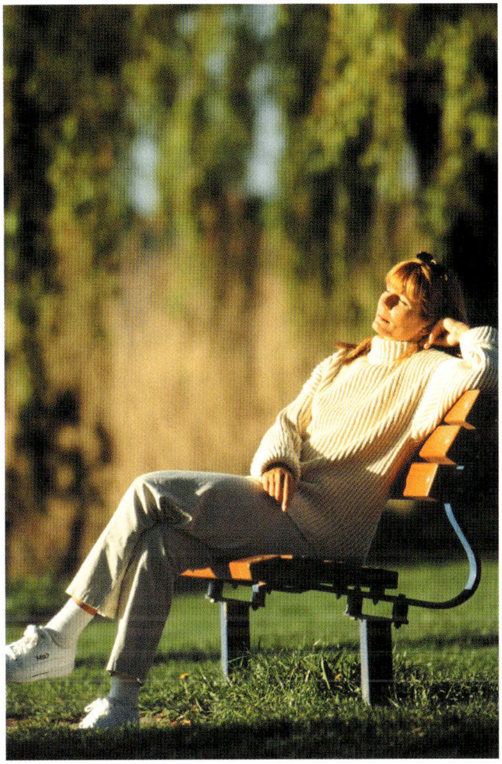

Erkrankungen auszuschließen. Suchen Sie ebenfalls einen Arzt auf, wenn Ihre Beschwerden heftig oder lang anhaltend sind, wenn es sich um eine Nahrungsmittelvergiftung oder eine Darminfektion handeln könnte, wenn Sie unter Fieber oder Kreislaufbeschwerden leiden oder wenn Sie sich sehr erschöpft und schlapp fühlen.

Ausreichend Ruhe tut auch den inneren Organen gut.

Diese Mittel können helfen:

▶ **Argentum nitricum D12:** Aufregung, Nervosität und Lampenfieber können Sie nicht richtig

Süßigkeiten machen es schlimmer

»verdauen« – das merken Sie an Beschwerden im Magen-Darm-Bereich wie Aufstoßen, Übelkeit, Sodbrennen, krampfartigen Schmerzen und Durchfall. Auch die Blase meldet sich bei Aufregung öfter als sonst.

▶ **Nux vomica D12:** Durch Stress bzw. Ärger und Aufregungen bedingt konsumieren Sie Genussmittel wie Kaffee, Alkohol und Nikotin in viel zu hohem Maß. Gibt es jetzt noch ein üppiges Essen, dann darf es Sie nicht wundern, wenn der gesamte Magen-Darm-Bereich rebelliert.

▶ **Robinia pseudacacia D6:** Das homöopathische Mittel aus der Robinie oder »falschen Akazie« hat in der Anwendung einen ganz besonderen Bezug zu »Säurebeschwerden«. So kommt es auch bei Magen-Darm-Problemen zu saurem Aufstoßen, Sodbrennen und damit verbundenen Magenschmerzen. Jede Speise verwandelt sich in Saures. Kurz: Der ganze Mensch ist sauer!

Schlafstörungen

Von Schlafstörungen spricht man, wenn über mindestens einen Monat hinweg dreimal wöchentlich Störungen beim Ein- oder Durchschlafen auftreten und diese Beeinträchtigungen zu deutlicher Erschöpfung, eingeschränkter Leistungsfähigkeit oder Reizbarkeit führen.
Ursachen für Schlafstörungen können schlicht Straßenlärm, mangelnde Dunkelheit oder schlechte Luft im Schlafzimmer sein. Bewegungsmangel – und damit zu wenig körperliche Ermüdung –, Schichtarbeit, Vielfliegerei und ein hoher Genussmittel- oder Drogenkonsum wirken ebenso wenig schlaffördernd; und auch psychische Belastungen lassen einen nicht zur Ruhe kommen. Gehen Sie zum Arzt, um die Ursache abklären und sich unterstützend naturheilkundlich behandeln zu lassen.

Diese Mittel können helfen:

▶ **Aconitum D12:** Plötzlich, aus heiterem Himmel und völlig unbegründet, schrecken Sie nachts auf. Sie haben große Angst und fühlen sich innerlich sehr beunruhigt. Ihr Herz jagt.

▶ **Argentum nitricum D12:** Der Gedanke an kommende Ereignisse, z. B. eine Prüfung oder ein Vorstellungsgespräch, raubt

TIPP!
Bei Schlafstörungen sollten Sie auf abendliche Aufregung ebenso wie auf schweres Essen und übermäßigen Alkoholkonsum vor dem Zubettgehen verzichten. Außerdem sollten Sie im Bett weder fernsehen noch lesen.

Ihnen den Schlaf. Sie können nicht abschalten; die Bettwärme abends verschlimmert Ihre Beschwerden eher noch.

▶ **Arsenicum album D12:** Nachts und bei Dunkelheit ist Ihre starke Unruhe am größten. Das Ganze ist verbunden mit Angst und Ängstlichkeit, ohne dass es dafür einen wirklichen Grund gibt. Die Gesellschaft anderer Menschen beruhigt Sie.

▶ **Avena sativa D3:** Sie sind erschöpft und dadurch nervlich »aus der Bahn geraten«, können aber trotzdem nicht einschlafen. Hier hilft Ihnen der Hafer als homöopathisches Arzneimittel.

Auch die Liebe kann einem den Schlaf rauben.

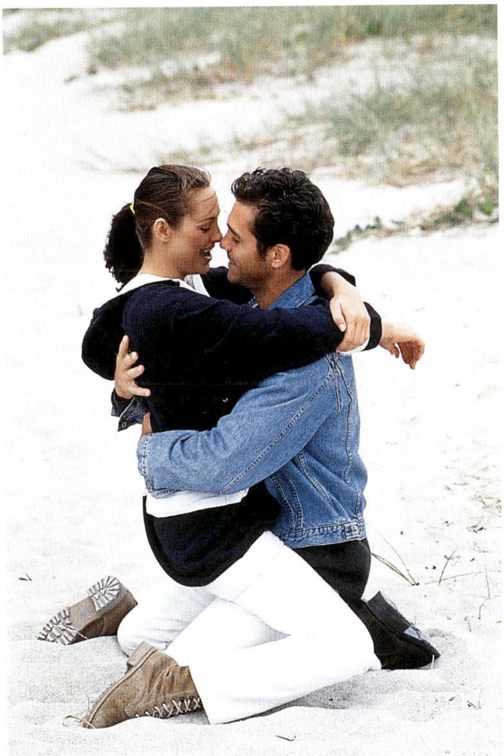

▶ **Coffea D12:** Sie haben ein Gefühl, als ob Sie literweise Kaffee getrunken hätten: Ihre Gedanken wirbeln durch den Kopf; Sie können nicht abschalten und erst recht nicht schlafen. Ursache hierfür können sowohl freudige als auch ärgerliche Ereignisse sein. Sie liegen schlaflos im Bett und spüren vielleicht sogar ein starkes Herzklopfen.

Jeder Schmerz ist unerträglich

▶ **Scutellaria D6:** Sie sind erschöpft, können aber nur schwer einschlafen; Ihr Schlaf ist unruhig, und Sie wachen immer wieder auf. Tagsüber machen Ihnen anfallsweise migräneartige Kopfschmerzen zu schaffen.

Schweißausbrüche

Vermehrtes Schwitzen ist ein Symptom, das viele Ursachen haben kann. Psychischer Stress ebenso wie permanente Überlastung spielen beim Schwitzen eine große Rolle. Es kann aber auch andere Gründe dafür geben, wie z. B. hormonelle Umstellungen oder Infektionskrankheiten. Wenn Sie deutlich mehr schwitzen als sonst, gehen Sie zum Arzt, um die Ursache klären zu lassen.

Diese Mittel können helfen:

▶ **China D6:** Sie bekommen Schweißausbrüche bei der geringsten emotionalen Belastung. Ihren Aufgaben fühlen Sie sich nicht mehr gewachsen, und Sie reagieren überempfindlich. Diese Situation hat sich nach einer Erkrankung oder Operation bei Ihnen noch verschlechtert.

▶ **Silicea D12:** Sie frieren häufig, schwitzen jedoch trotzdem und leiden insbesondere an kalten Füßen mit starkem Fußschweiß, der sich kalt anfühlt und säuerlich riecht. Beim Einschlafen schwitzen Sie ebenfalls.

▶ **Sulfur D12:** Die Schweißbildung und der Geruch sind Ihnen peinlich, da die Ausdünstungen am ganzen Köper übel riechen. Auch leiden Sie unter unreiner Haut. Nicht selten tritt bei Ihnen ein Hautausschlag auf.

Schwindel

»Schwindel« ist ein Oberbegriff für subjektive Störungen der Orientierung des Körpers im Raum. Schwindel kann viele Ursachen haben: Erkrankungen von Augen, Ohren, Gehirn, Hirnnerven oder Herz-Kreislauf-System. Er kann aber auch psychisch bedingt sein oder durch Alkoholmissbrauch, Gifte oder Medikamente verursacht werden. Gehen Sie zum Arzt, damit dieser die Ursache abklärt.

Diese Mittel können helfen:

▶ **Argentum nitricum D12:** Steht Ihnen ein wichtiges Ereignis bevor oder haben Sie eine neue Herausforderung vor sich, dann wird Ihnen im wahrsten Sinne des Wortes ganz schwindelig. Manchmal leiden Sie auch unter Höhenangst. Und: Die bevorstehenden Ereignisse schlagen Ihnen derartig auf Blase und Darm, dass Sie viel öfter zur Toilette müssen als sonst.

▶ **Cocculus D6:** Sie leiden an Schwindel, der durch Überforderung und Schlafmangel hervorgerufen wird. Schon bei der geringsten Bewegung dreht sich alles; es kann dabei auch Übelkeit auftreten.

Allgemeine Erschöpfung

▶ **Haplopappus D3:** Ihnen ist schwindelig, Sie fühlen sich erschöpft und niedergeschlagen. Insgesamt fällt es Ihnen schwer, aktiv zu werden.

Wechseljahrsbeschwerden

Auch wenn es sich bei Wechseljahrsbeschwerden nicht um körperliche Beschwerden aufgrund seelischer Ereignisse handelt, so treten in dieser Phase der hormonellen Umstellung bei vielen Frauen die unterschiedlichsten körperlichen und psychischen Beschwerden auf. Über Hitzewallungen und Schweißausbrüche wird am häufigsten geklagt, dann kommen Herzbeschwerden, depressive Verstimmungen, Reiz-

TIPP!
Gehen Sie zum Arzt, um sich über naturheilkundliche bzw. homöopathische Behandlungen bei dieser hormonellen Umstellung zu informieren. Gerade die Naturheilverfahren bieten eine Vielzahl von Möglichkeiten, den »Wechsel« zu erleichtern.

barkeit, Erschöpfung, Unruhe, Ängstlichkeit, Konzentrationsschwäche und Schlafstörungen. Des Weiteren kommt es häufig zu Harnwegsbeschwerden, sexueller Lustlosigkeit, trockenen Schleimhäuten (Scheidentrockenheit!) sowie Gelenk- und Muskelbeschwerden.

Diese Mittel können helfen:

▶ **Cimicifuga D12:** Ihnen macht eine starke innere Unruhe zu schaffen. Sie werden von Ängstlichkeit geplagt, und Ihre Stimmung ist gedrückt. Alles ist Ihnen zu eng, und Sie haben Platzangst, sobald Sie kleine Räume betreten, mit dem Auto oder der Bahn fahren.

▶ **Lachesis D12:** Sie leiden unter starken Hitzewallungen mit Schweißausbrüchen, dann wieder frieren Sie. Am Körper können Sie nichts Enges tragen, müssen jede beengende Kleidungsstück öffnen. Typisch ist für Sie auch Ihre große Mitteilsamkeit.

Muss viel reden

▶ **Pulsatilla D12:** Sie sind emotional sehr berührt und neigen dazu, rasch in Tränen auszubrechen. Dabei wechselt Ihre Stimmung häufig und abrupt. Vor allem nachts schwitzen Sie.

▶ **Sepia D12:** Sie fühlen sich enttäuscht und von einer inneren Leere erfüllt. Die täglichen Pflichten sind Ihnen zuwider. Deshalb reagieren Sie oft und schnell gereizt und aggressiv. Bei der geringsten Anstrengung kommt es zu starken Schweißausbrüchen, die unangenehm riechen.

Gestalten Sie die Wechseljahre positiv.

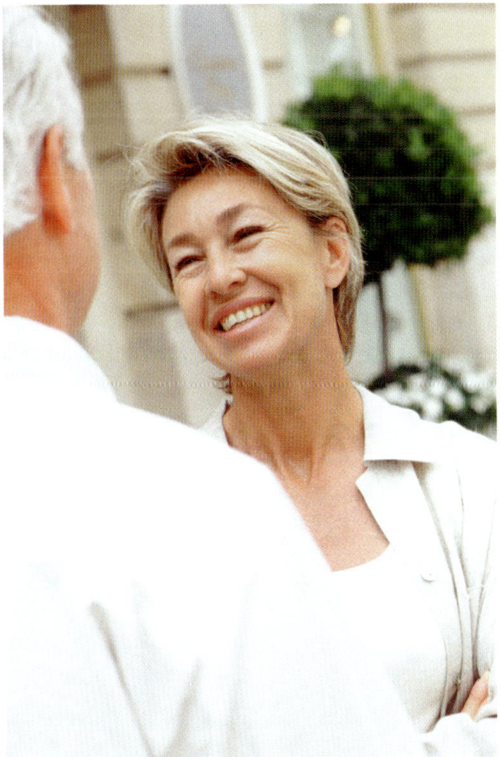

Zum Nachschlagen

Adressen, die weiterhelfen

Bund Klassischer Homöopathen Deutschlands (BKHD) e.V.
Vogelbeerenweg 4
85551 Kirchheim
www.bkhd.de
Verschickt gegen frankierten Rückumschlag bundesweite Adressliste homöopathisch arbeitender Heilpraktiker

Deutsche Homöopathie-Union (DHU)
Postfach 41 02 40
76202 Karlsruhe
www.dhu.de

Natur und Medizin e.V
Am Deimelsberg 36
45276 Essen
www.naturundmedizin.de
Verschickt an Mitglieder Liste mit Adressen homöopathischer Ärzte und von Krankenkassen, die die homöopathische Behandlung erstatten

Österreichische Gesellschaft für homöopathische Medizin (oghm)
E-mail: sekretariat@homoeopathie.at
www.homoeopathie.at

Psychotherapie-Informationsdienst (PID)
Oberer Lindweg 2
53123 Bonn
www.psychotherapiesuche.de

Schatten & Licht – Krise nach der Geburt e.V.
Obere Weinbergstr. 3
86465 Welden
www.schatten-und-licht.de

Selbsthilfe bei Depressionen e.V.
Wermbachstr. 13
63739 Aschaffenburg

Schweizerische Ärztegesellschaft für Homöopathie (SAHP)
Dorfhaldenstr. 5
CH-6052 Hergiswil
www.sahp.ch

Bücher, die weiterhelfen

Bailey, Philip: *Psychologische Homöopathie.* Knaur, München

Boericke, William: *Handbuch der homöopathischen Materia medica.* Haug, Heidelberg

Hahnemann, Samuel: *Organon der Heilkunst.* Haug, Heidelberg

Nash, Eugène B.: *Leitsymptome in der Homöopathischen Therapie.* Haug, Heidelberg

Bücher aus dem Gräfe und Unzer Verlag, München:

Grasberger, Dr. med. Delia: *Autogenes Training.*

Johnen, Wilhelm: *Muskelentspannung nach Jacobson.*

Pahlow, Mannfried; Buchtala, Elisabeth: *Homöopathie. Natürliche Selbsthilfe.*

Schmidt, Sigrid: *Bach-Blüten für innere Harmonie.*

Sommer, Sven: *Homöopathie. Der große GU-Kompass.*

Sommer, Sven: *Homöopathie. Heilen mit der Kraft der Natur.*

Stumpf, Werner: *Homöopathie.*

Stumpf, Werner: *Homöopathie für Kinder.*

Trökes, Anna: *Das große Yoga Buch.*

Wiesenauer, Dr. med. Markus: *Homöopathie Quickfinder.*

Sachregister

Das Original mit Garantie

Ihre Meinung ist uns wichtig. Deshalb möchten wir Ihre Kritik, gerne aber auch Ihr Lob erfahren. Um als führender Ratgeberverlag für Sie noch besser zu werden. Darum: Schreiben Sie uns! Wir freuen uns auf Ihre Post und wünschen Ihnen viel Spaß mit Ihrem GU-Ratgeber.

Unsere Garantie: Sollte ein GU-Ratgeber einmal einen Fehler enthalten, schicken Sie uns das Buch mit einem kleinen Hinweis und der Quittung innerhalb von sechs Monaten nach dem Kauf zurück. Wir tauschen Ihnen den GU-Ratgeber gegen einen anderen zum gleichen oder ähnlichen Thema um.

GRÄFE UND UNZER VERLAG
Redaktion Körper & Seele
Postfach 86 03 25
81630 München
Fax: 089/4 19 81-113
e-mail: leserservice@graefe-und-unzer.de

Impressum

Programmleitung
Ulrich Ehrlenspiel
Redaktion
Barbara Fellenberg
Lektorat
Barbara von Wirth
Bildredaktion
Christine Majcen-Kohl

Fotos
Corbis Stock Market Seite 29, 30, 79, 80, 85, 88, 100, 102, 113, 114, 123
Deutsche Homöopathie-Union, Karlsruhe, Seite 27, 51
Beat Ernst Seite 55
Agentur Focus Seite 63
GU-Archiv Seite 21 (M. Jahreiß), 25, U4 (B. Büchner), 33 (H. Bischof), 42/43, 71 (R. Schmitz), 72/73 (N. Olonetzky), Titelbild (A. Hoernisch)
IFA-Bilderteam Seite 15, 45, 99
Jump Seite 4, 23, 31, 34, 37, 65, 75, 76, 91, 95, 108, 111, 117, 119
Manfred Kage Seite 56
Ulla Kimmig Seite 60
Lavendel-Foto Höfer Seite 67
Hans E. Laux Seite 57
Mauritius Seite 10, 20, 92, 105, 106
Okapia Seite 46, 49, 68
Alfred Pasieka Seite 19
Picture Press Seite 13, 83, 97, 121
Hans Reinhard Seite 53, 59
Ch. Weise-Verlag Seite 47, 50
Barbara von Wirth Seite 52
Zefa Seite 6/7, 8, 17, 39, 87
Michael Zuche Seite 62

Umschlaggestaltung
independent Medien-Design
Innenlayout
Heinz Kraxenberger
Herstellung
Petra Roth
Satz
Barbara von Wirth, München
Lithos
Repro Ludwig, Zell am See
Druck
Appl, Wemding
Bindung
Sellier, Freising

ISBN: 3-7742-6040-0
ISBN: 978-3-7742-6040-5

Auflage	8.	7.	6.	5.
Jahr	09	08	07	2006

GRÄFE UND UNZER

Ein Unternehmen der
GANSKE VERLAGSGRUPPE

Dank

Die Autoren danken der Heilpraktikerin Ingrid Brünner für die wichtigen Anregungen zum Theorie-Teil dieses Buches.

Wichtiger Hinweis

Die Gedanken, Methoden und Anregungen in diesem Buch stellen die Meinung bzw. Erfahrung der Verfasser dar. Sie wurden von den Autoren nach bestem Wissen erstellt und mit größtmöglicher Sorgfalt geprüft. Sie bieten jedoch keinen Ersatz für kompetenten medizinischen Rat. Jede Leserin, jeder Leser sollte für das eigene Tun und Lassen auch weiterhin selbst verantwortlich sein. Weder Autoren noch Verlag können für eventuelle Nachteile oder Schäden, die aus den im Buch gegebenen praktischen Hinweisen resultieren, eine Haftung übernehmen.

Umwelthinweis

Dieses Buch wurde auf chlorfrei gebleichtem Papier gedruckt. Um Rohstoffe zu sparen, haben wir auf Folienverpackung verzichtet.